PETIT GUIDE MÉDICAL

AUX

EAUX DE VALS

PAR

Le Dr LAFOSSE

MÉDECIN INSPECTEUR DES EAUX DE VALS
ANCIEN ÉLÈVE DES HÔPITAUX DE PARIS

PARIS

ADRIEN DELAHAYE ET ÉMILE LECROSNIER, ÉDITEURS

PLACE DE L'ÉCOLE DE MÉDECINE

—

1882

PETIT GUIDE MÉDICAL

AUX

EAUX DE VALS

PETIT GUIDE MÉDICAL

AUX

EAUX DE VALS

PAR

Le Dr LAFOSSE

MÉDECIN INSPECTEUR DES EAUX DE VALS

ANCIEN ÉLÈVE DES HÔPITAUX DE PARIS

PARIS

ADRIEN DELAHAYE ET ÉMILE LECROSNIER, ÉDITEURS

PLACE DE L'ÉCOLE DE MÉDECINE

1882

AVANT-PROPOS

En publiant ce *Petit Guide médical*, je n'ai
d'autre but que celui d'être utile aux malades et
aux médecins : aux malades, pour les renseigner
sur Vals, et les diriger pendant toute la durée de
leur traitement ; aux médecins, pour leur indiquer
la richesse minérale de la station, et les effets
thérapeutiques qu'ils peuvent en tirer.

J'ai insisté beaucoup sur le *Régime*, dans la conviction où je suis que beaucoup de malades retardent leur guérison par des boissons nuisibles et
une nourriture mal appropriée.

Dans la partie *Clinique*, j'ai cru devoir, d'une
façon sommaire, retracer les principaux symptômes
des affections que les eaux de Vals sont appelées à
combattre. Cet exposé permet aux malades de
comprendre l'emploi raisonné des eaux minérales
de Vals, et les éclaire sur les causes des affections
dont ils sont atteints. J'ai mis en relief aussi la partie essentielle du diagnostic qui conduit aux indications thérapeutiques.

Comme les maladies chroniques sont spécialement du ressort des eaux minérales, le Gouverne-
ment, qui a déjà tout fait pour les classes pauvres,

devrait instituer plus largement cette médication pour ces déshérités de la fortune. Par elle, on serait conduit à faire de la médecine sociale, et à créer, par les eaux minérales, un traitement préventif des maladies chroniques, à commencer dès l'enfance.

Si, dans cet opuscule, il m'est arrivé d'attaquer des opinions, c'est sans intention de blesser personne ; heureux, si j'ai pu parvenir à renseigner le médecin et à rectifier chez lui certaines idées généralement reçues.

PLAN DE L'OUVRAGE

En 1855, dans ma thèse sur l'*Action thérapeutique des eaux minérales de Contrexéville*, je disais : Au point de vue thérapeutique, on peut envisager les eaux minérales sous trois grands chefs qui sont : 1° La position topographique des sources, et par conséquent la réunion des conditions hygiéniques où sont placés les malades pendant leur séjour aux eaux ;

2° Les qualités physiques et chimiques des eaux, et, par suite, la valeur pharmaceutique des agents qui les composent ;

3° Les faits cliniques qui viennent fournir des observations expérimentales sur l'effet immédiat ou médiat des eaux, administrées comme remède prophylactique ou curatif, et par contre, leur spécificité, pour ainsi dire.

J'adopterai pour Vals cette division, parce qu'elle a le mérite d'être simple et à la portée de tout le monde.

Mais il ne faut pas oublier que l'emploi des eaux minérales constitue une médication, et que, si toutes agissent, leur action est souvent beaucoup moins en raison des principes qui les minéralisent, qu'en raison de la manière dont agit le médecin qui les dirige.

En effet, les eaux minérales étant sans contredit le moyen le plus puissant pour combattre les affections chroniques, il est nécessaire pour le médecin qui veut établir la thérapeutique sur des bases solides, de ne pas oublier dans quel état se trouvent les organes affectés, afin de comprendre l'action de ces eaux, et savoir quelles doivent être les conséquences de leurs diverses applications. Le médecin ne doit négliger aucun moyen d'investigation, pour arriver à un diagnostic précis, et bien connaître les organes malades, leur dureté, leur forme, leur épaisseur, leurs modifications de structure, leur volume et les variations que ce volume présente ; en un mot, le médecin doit réunir tous les éléments nécessaires, tous les documents utiles, pour obtenir les résultats les plus féconds en applications pratiques.

EAUX DE VALS

PREMIÈRE PARTIE

Vals est un charmant bourg, situé dans une vallée coquette qu'arrose la Volane, petite rivière qui se jette dans l'Ardèche, à quelques cents mètres des sources de la station.

Vals est mollement couché, pressé à droite et à gauche par un entassement de collines couvertes de cultures variées et de montagnes boisées.

On dirait une belle paresseuse, alanguie par le climat du Midi, la tête reposant sur ses deux bras croisés, les jambes allongées dans une luxuriante verdure, et les pieds baignant dans l'eau.

A Vals, l'air est pur, léger, tout embaumé de la senteur balsamique des sapins, des bruyères et des fleurs des montagnes.

En pleine nature, loin du monde, et libres de toutes préoccupations, les malades sont tranquilles;

ils se trouvent dans le milieu le plus propice pour guérir et ranimer l'énergie des fonctions vitales.

Ces conditions hygiéniques ne sont certainement pas exclusives au climat de Vals, climat d'une régularité et d'une douceur exceptionnelles ; elles n'en ont pas moins leur valeur thérapeutique. Elles exercent une grande influence sur les effets des eaux minérales ; car il serait injuste de méconnaître qu'il suffit souvent de placer dans ces conditions hygiéniques bon nombre de malades pour obtenir une amélioration marquée.

Le déplacement, le changement d'habitudes, l'absence de causes morales, le séjour à la campagne pendant la belle saison, sont pour certaines affections chroniques des moyens curatifs puissants, surtout lorsque leur action est favorisée, comme à Vals, par le calme du ciel, la fraîcheur des eaux, la douceur des ombrages, et l'abri des montagnes qui l'entourent et en font l'un des plus beaux ornements.

La situation de Vals, à une altitude de 240 mètres, est une circonstance très importante pour cette station du Midi ; car mettez un malade à plusieurs centaines de mètres au-dessus du niveau de la mer, vous remarquez chez lui la circulation plus facile, les fonctions plus actives ; la respiration se fait mieux, les sécrétions internes et externes deviennent plus abondantes, et par là les diathèses et les cachexies ont une tendance à disparaître.

Enfin, contre les affections chroniques réputées incurables, les eaux de Vals, combinées avec les conditions atmosphériques que nous venons de décrire, arrêtent dans leur évolution la désorganisation des organes malades, et contribuent à les maintenir dans un état de santé relatif.

Le médecin devra donc, puisque les eaux minérales de Vals ont leur action propre, leur mode spécial d'administration, tenir compte de toutes ces circonstances, et diriger son traitement avec discernement et méthode, suivant la susceptibilité du malade et la nature de ses affections et diathèses.

En terminant, je dirai que Vals a le privilège sur d'autres villes d'eaux de pouvoir, grâce à son climat et à sa température, clore sa saison vers le milieu d'octobre, ce qui peut permettre aux malades d'y séjourner avant de se rendre aux stations hivernales du Midi.

On arrive à Vals par la gare de la Bégude (1) située à un kilomètre environ de la station. Les chemins de fer vous transportent à Vals de

Paris en.	18 heures.
Dijon.	13 h.
Nancy	20 h.
Lyon.	6 h. 1/2.
Nice	11 h.
Marseille	8 h.
Nîmes	4 h.
Alais.	6 h.

(1) Le chemin de fer en construction d'Aubenas à Prades doit être terminé en mars 1882, c'est lui qui desservira Vals par la Bégude.

Avignon . . . . . . 5 h.
Bordeaux . . . . . 19 h.
Toulouse . . . . . 14 h.
Carcassonne . . . . 12 h.
Montpellier . . . . . 8 h.
Grenoble . . . . . 9 h. 1/2.
Genève . . . . . . 12 h.

A l'arrivée de tous les trains, les voyageurs trouvent des omnibus et des voitures pour les conduire aux hôtels. Si l'étranger ne connaît pas Vals, il n'aura pour se loger que l'embarras du choix ; il y a des hôtels à la portée de toutes les positions et de toutes les bourses. S'il ne veut pas se loger aux hôtels, s'il veut vivre de la vie de famille, il trouvera des villas et des maisons particulières avec chambres garnies, où il pourra vivre à sa guise.

Une fois logé et reposé de ses fatigues, le malade devra consulter un médecin ; car les sources sont tellement nombreuses et variées qu'il lui serait impossible de se diriger *seul* au milieu de ce dédale. Il n'est pas d'années où l'on ne constate des accidents résultant d'un traitement fantaisiste.

Passé médical des eaux de Vals

Vals ne possédait autrefois que deux sources, la *Marie* et la *Marquise*, que l'on nomme les *bonnes fontaines* : leur réputation, toute locale, n'attira d'abord que les habitants de la contrée, et cela dès le XVIe siècle.

Au commencement du XVIIe, on découvrit la *Saint-Jean*, disparue en 1827 à la suite d'une inondation; puis la *Dominique*, qui tire son nom du dominicain qui la trouva et l'employa avec succès pour se guérir d'une fièvre quarte.

Reinet, en 1639, fit paraître *des observations sur les fontaines minérales de Vals*, ouvrage sans valeur.

En 1657, le médecin Antoine Fabre publia son *Traité des eaux minérales du Vivarais*, qui fit connaître au corps médical les vertus des sources de Vals, et attira dans cette station une foule de malades de tous les points de la France.

Serrier, en 1673, dans deux ouvrages empreints d'un grand esprit pratique, a parfaitement saisi et relaté les principales indications des eaux de Vals. L'année 1781 nous donne un mémoire de Madier, de Bourg Saint-Andéol, sur les fontaines de Vals.

En 1784, Arnaud, médecin à Vals depuis 1767, publia un abrégé des eaux, avec quelques observations sur les maladies guéries par elles.

Puis viennent Lagrange, Alibert, Patissier,

1.

Tailhand, etc., qui donnent quelques documents sur Vals.

A cette époque (1825) cesse la vogue de Vals, comme du reste pour toutes les eaux minérales de France, et une halte se produit.

Tombé dans l'oubli, Vals se relève vers 1856 et, comme le dit fort bien le Dr Clermont, Vals « rentre presque tout à coup dans une nouvelle phase de vie et de prospérité. D'abord ce sont des bains construits en 1846 (1), et multipliés en 1866, qui y appellent un grand nombre de malades. »

Puis « voilà de nouvelles fontaines découvertes et captées avec le plus grand soin ; car il est juste de rappeler ici que le grand mouvement ascensionnel de Vals a pour point de départ les découvertes des sources *Saint-Jean, Magdeleine et Désirée*. »

C'est en effet à partir de cette époque (1860-1862) qu'un grand nombre de sources viennent enrichir la station ; nous donnons la nomenclature des plus importantes par ordre de dates ·

Rigolette (1861) ;
Précieuse (1862) ;
Constantine (1863) ;
Pauline (1865) ;
Impératrice (1866) ;
Délicieuse (1865-70) ;
Souveraine (1868) ;
Vivaraises (1869) ;

(1) Après la découverte et l'analyse de la Chloé (1845).

Reine (1869);
Parc (1872);
Sophie (1873);
Favorite (1874);
Françoise (1874);
Victoire
Amélie
Marguerite } (1875).
Augustine

. . . .

A la suite de cette riche minéralisation, et des propriétés médicatrices de ces sources nombreuses et variées, l'exportation de l'eau en bouteilles prit une immense extension.

« A la suite de quelques guérisons remarquables, obtenues par l'usage de l'eau de Vals, les bords de la Volane acquirent une plus grande renommée ; elle franchit brusquement les montagnes du Vivarais, comme par une sorte d'expansion subite, et se répandit en France et à l'étranger.

« Depuis nombre d'années, on voit affluer à Vals, pendant la saison thermale, des malades de tous pays, empressés de venir demander à la puissance curative de nos eaux la guérison souvent, le soulagement presque toujours de leurs maux, après avoir vainement tenté de les guérir ailleurs. »

« On les voit pour la plupart retourner dans leur patrie, satisfaits et reconnaissants, emportant la preuve que les thermes de Vals, avec les améliorations matérielles accomplies, et celles qui sont en voie d'exécution, conserveront la nouvelle faveur dont ils sont l'objet, de la part des médecins et de leurs clients, et remonteront ainsi au rang qui leur est dû. »

« En effet, ces rives de la Volane, transformées en jolis jardins, en parcs délicieux ; ces sources, dont les nymphes sont abritées sous d'élégants pavillons, ombragés de beaux arbres, tout ici concourt à orner ces riantes campagnes, et annonce que l'homme a enfin compris que ses mains étaient dignes et capables d'aider la nature à s'embellir encore. »

Cure hydrominérale et thermale

Avant. — Les malades qui doivent venir passer une saison à Vals, feront bien, pendant les quelques jours qui précèdent leur départ, de se soustraire aux préoccupations de la vie, mener une existence douce et tranquille, et suivre ce précepte d'Alibert : « Quand vous arrivez aux eaux, faites comme si vous entriez dans le temple d'Esculape ; laissez à la porte toutes les passions qui ont agité votre âme ou tourmenté votre esprit. »

Autrefois en faisait suivre un traitement préparatoire aux malades qui se rendaient aux eaux, témoin cette lettre de Boileau à Racine : « J'ai été purgé, saigné ; il ne me manque plus aucune des formalités nécessaires pour prendre les eaux. »

Aujourd'hui, ces pratiques n'ont plus de raison d'être ; la seule question qui doive préoccuper, est celle de choisir le moment le plus propice pour faire emploi des eaux.

A Vals, ce sont les mois de juin et de septembre qui sont, en général, les plus favorables ; ces mois sont incomparablement les plus salubres : soleil vivifiant, température égale et douce, air plus léger, matinées et soirées fraîches ; tels sont les grands avantages qu'on rencontre à Vals en cette saison. Il n'y a ni la sécheresse, ni les chaleurs quelquefois accablantes, ni le manque d'air réfrigérant des mois de juillet et d'août.

Ces conditions climatologiques ont une grande importance en pratique hydrologique.

Avant de prendre une saison aux eaux, on doit surtout tenir compte des crises aiguës. Règle générale : plus les crises seront éloignées, plus le traitement sera profitable.

Enfin, il est extrêmement utile d'être renseigné par le médecin traitant ; par lui, vous aurez l'historique de la maladie, les antécédents de famille, la nature des diathèses. A l'aide de ces renseignements, le médecin pourra déterminer exactement l'enchaînement des phénomènes, leur coordination, leur dépendance réciproque, leurs caractères distinctifs ; il pourra diriger plus sûrement le traitement hydrominéral, et obtenir chez ses malades, sinon une guérison, du moins un notable soulagement

Pendant. — On doit boire l'eau le matin à jeun; beaucoup de malades se conforment à ce précepte; mais quelques-uns trouvant trop long l'intervalle qui sépare le dîner du soir du déjeûner du lendemain, jugent à propos, obéissant à une habitude ou à un besoin, de prendre une légère nourriture avant de se rendre aux sources. Dans ce cas, ils ne boiront qu'une heure après.

L'eau de Vals se prend généralement à doses graduellement croissantes; toutefois, rien n'est fixé à cet égard; les doses varient suivant les sources et leur minéralisation.

L'eau se boit par 1/2 verres ou 1/2 verrées : comme beaucoup de buveurs arrivent avec des verres de toute forme et de toute capacité, je crois utile de leur dire que le 1/2 verre généralement admis est de 100 à 125 grammes, et divisé en deux par une ligne transversale pour déterminer les quarts que l'on prescrit souvent.

Autrefois les eaux minérales s'employaient à doses plus élevées qu'aujourd'hui ; on ne tenait pas assez compte des affections et des susceptibilités. C'est ainsi que quelquefois l'eau produit sur l'estomac une trop grande excitation ; dans ce cas, il est convenable de mélanger l'eau minérale avec d'autres liquides pour la mitiger.

L'eau de Vals se mélange avec du sirop de gomme, du lait.

Je n'ai eu qu'à me louer du mélange de cette eau avec le sirop de quinquina qui, par ses propriétés toniques et stimulantes, rend tant de services aux personnes faibles et anémiques.

Dans quelle proportion doit-on mélanger le lait avec l'eau minérale ? Le médecin doit être consulté, car la proportion peut varier du dixième au quart, et même à la moitié.

En buvant, les malades éprouvent souvent des douleurs d'estomac ; quelques-unes des excellentes pastilles de M. Casimir Croze suffisent presque toujours pour les apaiser.

L'eau doit être bue à la source, et immédiatement après avoir été puisée ; ainsi que je le disais en 1855, la chimie ne peut savoir « quel est l'état de l'eau minérale arrivant de la source à l'air libre et celui de l'eau minérale tombée dans le réservoir depuis quelque temps. Cet état chimique transitoire est pourtant important, car c'est celui de l'eau qu'on boit. »

Si le buveur ne peut se rendre aux sources, il devra envoyer chercher de l'eau dans une bouteille, la faire boucher avec soin, la faire renverser, pour lui être apportée, et chaque fois qu'il voudra boire, envoyer chercher de l'eau nouvelle.

Ordinairement à Vals, on commence à boire l'eau à petites doses, puis on augmente progressivement pour diminuer ensuite jusqu'à la fin de la cure. D'autrefois, prenant pour base la minéralisation des sources, on commence par les sources à minéralisation faible, pour terminer par des sources à minéralisation moyenne et forte.

Il faut aussi tenir compte des idiosyncrasies ; cer-

taines personnes sont tellement excitables, que
quelques demi-verrées d'eau suffisent pour amener chez elles de la stimulation, du malaise, et
même l'aggravation des symptômes morbides. Chez
d'autres, c'est l'effet inverse que l'on remarque; il
n'est pas rare de rencontrer, surtout chez les habitants des campagnes, des malades qui absorbent,
sans inconvenient, des quantités énormes d'eau minérale.

Les demi-verrées se boivent à 20 ou 25 minutes d'intervalle; si l'eau passe mal, ou met une demi-heure et même plus entre chaque demi-verrée.

Règle générale, le buveur ne doit prendre une demi-verrée qu'autant que la précédente est digérée.

On augmente d'un verre chaque jour, et j'ai vu
des malades, pour certaines affections, aller jusqu'à 20 demi-verres, et même plus par jour, sans
se trouver fatigués.

La générosité des propriétaires des sources de
Vals mérite des éloges; l'eau se boit tout à fait
gratuitement; seulement les buveurs gratifient les
donneuses d'eau, d'une rémunération en rapport
avec leur courtoisie et leur empressement à les
servir.

J'ai dit qu'un intervalle de 20 à 25 minutes sépa-
rait chaque verre d'eau que boit le malade : comme
il est utile, pour faire digérer cette eau, d'exécuter
de petites promenades, le buveur pourra varier à
son gré, aller de l'*Impératrice* ou la *Saint-Jean*,
aux *Vivaraises*; de la *Précieuse* à la *Dominique*
ou à la *Chloé*; parcourir le boulevard de la source

Amélie à l'Ardèche ; admirer, par les mille allées qui le sillonnent, les beaux ombrages du parc.

D'autrefois, il pourra se diriger vers le magnifique château qui domine Vals, et le parc et les sources ; de ce point il jouira d'un admirable panorama.

Enfin, sans sortir de l'intérieur même des sources, il contemplera la belle curiosité naturelle de la source *Intermittente* qui jaillit chaque 2 heures 40 minutes, et dont voici l'explication : « Supposons, dit M. Lavigne, que la déjection vienne de se faire par un trou de sonde de 70 à 80 mètres, — comme celui du *Puits Firmin* — le trou est à peu près étanché, et nous constatons que le dégagement d'acide carbonique se continue sous une pression d'abord supérieure à celle de l'atmosphère, et qui finit par s'équilibrer à celle-ci.

« Les suintements de la roche granitique, introduisant une certaine quantité d'eau dans le trou de sonde, il se forme en même temps une *bulle de gaz* sous cette eau.

« Cette bulle provient de la même source voisine. Cela ne change pas d'explication. Il suffit de se rappeler que, dans un tube étroit comme celui d'une source, la bulle de gaz ne peut traverser la colonne d'eau.

« L'eau n'est pas projetée au dehors dès l'origine ; mais son poids fait équilibre à la pression de gaz ; la production de l'eau et du gaz, marchant parallèlement, la colonne d'eau augmente de hauteur, la pression du gaz suit la même progression, et l'équilibre se maintient.

« Mais il arrive un moment où le trou de sonde étant plein, la colonne d'eau ne pouvant plus augmenter en hauteur, ne fait plus équilibre à la pression du gaz acide carbonique qui se produit constamment à la partie inférieure.

« A ce moment, l'équilibre est rompu, l'eau s'échappe par l'orifice supérieur, et la force vive, acquise par ce premier effort, aidant la force élastique du gaz emprisonné à la partie inférieure, il en résulte une projection violente de l'eau accumulée dans le trou de sonde, puis ensuite de l'excès de gaz, jusqu'à ce que l'équilibre soit de nouveau rétabli, le phénomène recommence. »

L'*Intermittente* jaillit, avons-nous dit, toutes les 2 heures 40 minutes : elle retarde ou avance son jet de quelques minutes, selon les vents et la température de l'atmosphère.

Régime.

Pour aider et favoriser les bons effets de la médication hydrominérale, il est nécessaire aux buveurs de suivre un *régime*.

L'homme fait usage d'aliments et de boissons : le choix dans la qualité et la quantité des aliments et des boissons constitue le *régime*.

Le médecin doit s'enquérir du régime habituel du malade ; il peut trouver par ces renseignements d'utiles indications. C'est ainsi que certains désordres des organes digestifs, certains troubles de l'estomac et des intestins, dépendent bien souvent de repas trop rapprochés ou éloignés, du défaut d'exercice après l'ingestion des aliments.

Certains malades qui se livrent à un travail de cabinet, aussitôt le repas terminé, voient très souvent les digestions languir, et les douleurs au creux épigastrique se réveiller avec une intensité violente.

Dans les maladies chroniques, la nature du mal doit diriger le régime : il doit différer suivant les organes affectés ; il ne sera pas le même pour le cœur, les intestins, l'estomac, le foie, les reins, l'utérus, le cerveau, etc.; mais, règle générale, on doit se nourrir pour soutenir les forces, et éviter de troubler l'économie par une nourriture mal dirigée, qui pourrait provoquer une excitation funeste.

Ainsi, les liqueurs fortes, le vin pur, le café trop concentré, les viandes noires sont proscrits dans les maladies chroniques ; il faut en excepter toutefois la phtisie, le diabète, etc.

A Vals, où se traitent surtout les affections de l'estomac, des intestins, du foie, sans compter le diabète, la goutte, etc., l'emploi des aliments et des boissons est d'une grande importance.

Je crois devoir être utile aux malades, en leur donnant un aperçu des principaux aliments, et de leur degré de digestibilité.

Bouillons. — Le véritable est le bouillon de bœuf ; c'est un bon aliment, très digestif, d'une saveur agréable, d'autant plus nutritif qu'il est plus concentré.

Pour rendre le bouillon plus nourrissant, et en faire un bouillon fortifiant, on ajoute à l'eau un peu d'acide chlorydrique, pour dissoudre l'albumine ; c'est alors que contenant en dissolution cette substance, il renferme des propriétés vraiment réparatrices, en même temps qu'il est d'une digestion plus facile.

Les bouillons légers sont plus lourds ; pour les rendre plus digestifs, il est utile souvent d'y adjoindre des fécules légères.

Les malades atteints de dyspepsie supportent bien les bouillons pris en petite quantité.

En Angleterre, on emploie beaucoup le thé de bœuf, qui rend de grands services aux mauvais estomacs. Voici sa préparation : On prend un morceau de bœuf, que l'on dépouille de sa graisse, des tendons, etc.; on le coupe par petits morceaux, et on jette dessus de l'eau bouillante ; on laisse infuser quelque temps, puis on décante ; on y ajoute un peu de sel, et on le boit.

Le jus de viande, jeté dans du bouillon bien chaud, est aussi un excellent aliment pour les estomacs délicats.

Après le bouillon de bœuf, nous avons le bouillon de poulet, de veau, de grenouilles.

Le bouillon de poulet est peu nutritif, mais il se digère bien ; il convient aux estomacs faibles.

Le bouillon de veau nourrit peu ; il est employé surtout comme tisane, pour activer les effets des médicaments purgatifs.

Le bouillon de grenouilles, peu nourrissant, est facile à digérer ; c'est plutôt une tisane émolliente qu'un aliment ; il convient toutefois aux personnes délicates et qui entrent en convalescence.

Viandes de boucherie. — Elles se composent de mouton, de bœuf, d'agneau, de veau et de porc ; l'ordre dans lequel elles sont dénommées indique leur degré de digestibilité ; c'est ainsi que le porc, placé le dernier, est la viande la moins digestive des cinq.

La puissance nutritive de la viande des animaux est en raison inverse de leur âge, et sa digestibilité, en raison directe : la viande des animaux jeunes est très facile à digérer, mais elle est peu nourrissante. Au contraire, celle des animaux âgés est nourrissante, mais d'une digestion difficile.

La viande est l'aliment qui nourrit et qui restaure le plus ; elle fatigue peu l'estomac. La partie la plus nourrissante et qui digère le mieux, c'est la fibre musculaire. Le foie, les reins, les tendons, les aponévroses sont d'une digestion difficile.

Les viandes sont plus ou moins digestives suivant la manière dont elles sont préparées. Les viandes grillées sont celles qui digèrent le plus facilement. Viennent après les viandes rôties, les hachis et les viandes cuites à l'étuvée, les viandes bouillies, cuites au four, en fricassées, enfin les viandes fumées et salées ; ces dernières sont d'une digestion difficile.

Volaille. — Les volailles qui servent de nourriture à l'homme sont, par ordre de digestibilité, le poulet, le dindon, le canard et l'oie.

Elles sont d'autant plus digestives que les animaux sont plus jeunes, et les parties les plus tendres sont celles dont l'animal se sert le moins, par exemple, les ailes, etc.

Ces réflexions s'appliquent encore plus au gibier, dont les fibres musculaires sont plus serrées ; aussi ne doit-on faire usage des volailles et du gibier que quelque temps après la mort de l'animal.

Les volailles sont rendues encore plus digestives par le mode de préparation ; elles sont bien préférables grillées et rôties.

Gibier. — Pour les bons estomacs, le gibier est d'une facile digestion ; encore faut-il en manger d'une manière modérée. C'est assez dire que la venaison ne convient pas aux estomacs délicats : si ces derniers toutefois voulaient en faire usage, mieux vaudrait manger cette viande grillée ou rôtie, car préparée de la sorte, elle est d'une digestion plus facile.

Poissons. — La chair des poissons est considérée comme aussi nourrissante que celle des mammifères, mais elle est plus difficile à digérer. Plus un poisson est gros, plus en général il est indigeste.

Le poisson ne convient pas aux individus atteints de gastralgie et de dyspepsie, parce que la chair de la plupart de ces animaux contient beaucoup de gélatine, et est imprégnée de graisse.

Si l'on veut faire usage du poisson qui, en général, est d'une digestion facile, la meilleure préparation est de le faire griller.

La friture, prise en trop grande quantité, est indigeste.

L'ingestion de certains poissons, l'ingestion des œufs de quelques autres (brochet, barbeau, etc.), déterminent quelquefois des accidents, mais de peu de durée.

Les personnes qui ont une tendance aux manifestations du côté de la peau, doivent s'en abstenir complètement. Plusieurs procédés sont indiqués pour reconnaître les propriétés toxiques des poissons venimeux ; le premier est la cuiller d'argent, qui noircit au contact de leur chair ; le second, c'est de prendre un peu de foie de ces poissons, et de s'en frotter les lèvres. Aussitôt, on éprouve une vive cuisson, avec enflure et douleur, si le poisson est venimeux.

Lait. — Le lait bien pur et de bonne qualité est un bon aliment ; il constitue le matin un déjeuner bien hygiénique.

Le lait convient à la plupart des estomacs ; cependant son usage trop prolongé occasionne quelquefois la diarrhée. Le lait d'ânesse, qui se rapproche le plus du lait de la femme, contient beaucoup de sucre ; il convient aux estomacs délicats.

Le lait de chèvre se distingue par sa richesse en beurre ; il contient aussi beaucoup d'albumine : voilà pourquoi il est souvent employé pour combattre la diarrhée, surtout chez les enfants.

Le lait de vache, le plus communément employé,

est d'une digestion facile ; il ne doit pas être bouilli, à cause de la syntonine qu'il produit, au contact du ferment gastrique. On doit le boire tiède ou froid.

Le régime lacté est conseillé dans un grand nombre de maladies : la gastrite chronique, l'ulcère et le cancer de l'estomac, la gastralgie, certaines dyspepsies, les hydropisies, etc.

Le *beurre*, qui s'extrait du lait, lorsqu'il est frais, est un corps gras, excellent, qui se digère facilement, et qui est bien mieux absorbé que l'huile ; toutefois il ne convient pas toujours aux dyspepsiques ; mais, employé dans la préparation des aliments, il n'a en général aucun inconvénient.

Les *fromages* faits avec du lait de vache sont d'une digestion plus facile que les fromages provenant du lait de chèvre, de brebis.

Les fromages sont nouveaux, faits ou trop faits : les fromages faits sont les plus digestifs ; les nouveaux sont lourds à l'estomac, et les trop faits l'irritent, sans tenir compte de leur odeur. Des diverses espèces de fromages, les fromages blancs simples sont d'une digestion facile, doux et nourrissants ; les fromages de Gruyère, Roquefort, Hollande, etc., en un mot tous les fromages fermentés ne conviennent pas aux estomacs dyspepsiques.

Œufs. — L'œuf est un aliment très sain, très nourrissant, très digestif, lorsqu'il est peu cuit ; l'œuf *dur* passe pour indigeste.

Le blanc d'œuf n'est pour ainsi dire que de

l'albumine ; il convient aux personnes atteintes de diarrhée.

Le jaune, légèrement bouilli, se digère avec facilité ; mélangé avec quelques pâtes choisies, il convient aux individus gastralgiques et dyspepsiques.

L'œuf *cru* ou presque cru se digère aisément. L'œuf frais, légèrement cuit, est une nourriture réparatrice qui rend de grands services dans les gastralgies, les dyspepsies et les convalescences.

Végétaux. — L'amidon et les fécules qui se trouvent dans les végétaux, se transforment dans l'organisme en dextrine et en matière saccharine, pour de là être portés dans le poumon, y être brûlés, et produire l'acide carbonique nécessaire à l'entretien de l'existence. Les fécules sont donc des aliments réparateurs.

Les gommes, les sucres qui se trouvent dans les végétaux, les huiles végétales sont, comme les fécules, des aliments destinés à produire et à entretenir la chaleur animale.

Les substances végétales par les aliments qu'elles contiennent, sont des aliments azotés, et, par cela même, servent à réparer et à nourrir les tissus organiques.

Les végétaux, en résumé, sont à la fois des aliments réparateurs et nutritifs.

Céréales. — C'est avec les céréales que se font les farines, et avec les farines, le *pain*.

Le *pain* est l'aliment par excellence.

Le pain chaud, trop épais, à mie serrée, est indigeste ; il en est de même aussi lorsqu'on le mange trop vite.

Le pain bien cuit, et même rassis, est très digestif, surtout si on a le soin de bien le mâcher et de l'humecter de salive avant de l'avaler.

La farine de froment ne sert pas seulement à fabriquer le pain ; elle sert dans une foule de préparations culinaires, bouillies, sauces blanches, pâtes (vermicelle, macaroni), pâtisseries, qui en général sont lourdes, et, par ce fait, assez difficiles à digérer.

Pour les diabétiques, on fabrique un pain spécial, un pain au *gluten*, qui, malgré son odeur fade, se prend sans trop de difficulté.

Avec le *seigle*, l'*orge*, l'*avoine*, on fait aussi de la farine et du pain ; mais ce pain est plus ou moins nourrissant, plus ou moins indigeste ; il ne sert guère qu'aux habitants des campagnes pauvres.

Le *gruau* et la farine d'*avoine*, cuits dans du bouillon ou du lait, sont facilement digérés ; ils conviennent surtout aux dyspepsiques. J'ai vu des estomacs, qui rejetaient toute espèce de nourriture, conserver très bien des potages au gruau.

Le *riz*, cuit avec du lait, du bouillon, du jus de viande, ou en crêmes, est un bon aliment, qui convient surtout aux personnes atteintes de diarrhées chroniques.

Les *petits pois* à l'état sec sont d'une digestion difficile ; verts, ils sont digestifs.

La *châtaigne*, qui est, pendant une grande partie de l'année, la nourriture des habitants de l'Ardèche, est un aliment sain et nourrissant, mais d'une digestion quelquefois difficile, qui détermine des flatuosités. Cuite, la châtaigne est un excellent aliment, qui digère bien.

Le *tapioca*, l'*arrow-root*, le *sagou*, le *salep*, la *fécule de pomme de terre*, servent à faire des potages nutritifs et d'une digestion assez facile.

Légumes et herbes potagères. — Les herbes potagères digèrent en général facilement, mais nourrissent peu ; par leur volume et la quantité d'eau qu'elles contiennent, elles facilitent le travail d'expulsion, en augmentant la masse excrémentitielle. Elles conviennent dans les pays chauds, et surtout pendant l'été, dans le Midi. On les mange cuites, associées au beurre, aux viandes, aux jus de viande ; dans ce cas, elles sont très rafraîchissantes.

L'*asperge*, dont on ne mange que les turions, est un aliment sain et d'une digestion facile.

Le *céleri* se mange ordinairement cuit ; cru, il est d'une digestion difficile.

Le *cardon* est agréable au goût, et se digère facilement.

L'*artichaud* cuit est assez nourrissant et digestif ; cru, il est indigeste.

Le *chou* est un mauvais légume ; il détermine des dégagements de gaz ; il ne convient pas aux personnes atteintes de maladies de l'estomac et des intestins. Il convient aux diabétiques.

La *choucroute*, qui se fait avec des lames de chou, macérées dans l'eau additionnée de sel et de genièvre, est un aliment digestif et salubre.

Le *chou-fleur* se digère bien, mais nourrit peu.

La *laitue* se mange cuite et crue ; cuite, elle se digère mieux ; crue, en salade, elle ne convient pas en général aux malades atteints de dyspepsies.

La *carotte* se digère bien lorsqu'elle est jeune ; sauf ce cas, elle est indigeste, même en purée.

Le *navet* est aussi un légume indigeste et qui nourrit peu.

Le *panais* se digère mal.

La *scorsonnère* est nourrissante et se digère assez facilement.

La *chicorée*, les *épinards* sont fades ; l'*oseille*, acide. Ces trois aliments sont peu nourrissants, et ne conviennent en aucune sorte aux malades atteints de gravelle.

Quant aux *herbes légumineuses*, on doit les considérer sous deux aspects, à l'état *vert* et à l'état *sec*.

A l'état vert (haricots, fèves, etc.), c'est une nourriture excellente, digérant assez bien ; à l'état sec, au contraire, ces légumes (pois, lentilles, haricots, etc.) sont lourds à l'estomac, et occasionnent des gaz et des indigestions. A l'état de purée ils se mangent plus facilement.

Les *radis* et les *concombres* sont agréables, apéritifs, mais d'une digestion difficile.

Les *tomates* et les *aubergines* sont acides, lourdes ; elles retardent la digestion, et ne conviennent pas aux malades atteints de maladies de l'estomac et des reins.

La *pomme de terre* est un des aliments les plus utiles ; associée aux viandes, elle en modère les propriétés stimulantes. Bien farineuse et bien cuite, la pomme de terre se digère facilement et noùrrit beaucoup. La pomme de terre jeune, nouvelle, est moins nutritive ; contenant peu de fécule, on pourrait quelquefois en permettre l'usage aux diabétiques. La pomme de terre en purée, accommodée avec du beurre, arrosée de jus de viande, est le légume le plus nourrissant et le plus agréable.

Les *champignons* comestibles, recherchés par les gourmets, en raison de leurs parfums spéciaux, sont nourrissants, mais indigestes.

Il en est de même des *truffes*, qui ne sont qu'une espèce de champignons.

Fruits. — Les fruits, à leur première période de maturité, sont acides, et déterminent des diarrhées, des dyssenteries et des vers ou lombrics.

Les fruits bien mûrs sont excellents et se digèrent avec facilité ; mais il ne faut pas en abuser, de crainte de produire des troubles intestinaux.

Le froid, l'humidité influent sur la qualité des fruits : la saison froide les rend acides ; la saison humide, fades, non sucrés ; dans l'un et l'autre cas, ils sont indigestes.

Le *raisin* est rafraîchissant, laxatif lorsqu'on en mange beaucoup. C'est un aliment parfait, aussi l'emploie-t-on à faire ce que l'on nomme une *cure* de raisin. Cette cùre consiste à manger, pendant quinze jours ou trois semaines, du raisin à haute dose, de un à trois kilos par jour. Cette médication

réussit surtout dans la constipation et l'hypocondrie.

L'*orange* est un fruit agréable, rafraîchissant et
un peu laxatif ; la pulpe en est indigeste.

Le *citron* est acide, et ne convient pas aux
dyspepsiques.

La *fraise* est un fruit sain, agréable et digestif.
Il en est de même de la *framboise* qui, cependant,
est un peu moins acide.

La *groseille* est rafraîchissante et laxative ; il
ne faut pas en faire abus, car elle produit souvent
la dyssenterie et la diarrhée.

Les *pommes* et les *poires* sont plus ou moins
digestibles, suivant leur maturité : cuites et en
marmelades, elles constituent un aliment rafraîchissant et d'une digestion facile ; elles conviennent aux estomacs débiles et faibles.

La *prune* est facilement digérée ; cuite et en
compote, c'est un aliment très digestif et légèrement laxatif.

Le *miel* en rayon se digère bien et purge un
peu.

Les *condiments*, dont on abuse beaucoup dans
les pays chauds, doivent être proscrits en général,
car ils entrent pour une large part dans le développement des maladies intestinales.

Les *assaisonnements* sont nécessaires et utiles ;
ils facilitent la digestion ; ils enlèvent leur fadeur
aux viandes blanches et aux légumes.

Le *sel* est indispensable ; il excite l'appétit, et
favorise la sécrétion des sucs digestifs.

Le *poivre*, en petite quantité, n'est pas trop nuisible.

Boissons. — Les boissons aux repas sont très utiles; elles imbibent les aliments, en dissolvent certaines parties, et se mélangent ensemble pour faire une bouillie plus facile à digérer dans l'estomac.

L'*eau*, qui est indispensable pour vivre, doit être claire, pure, bien aérée, sans odeur, et d'une saveur agréable. Les *eaux de table de Vals*, par l'acide carbonique et les sels alcalins qu'elles contiennent, facilitent beaucoup la digestion. Aussi beaucoup de personnes en font-elles continuellement usage.

Le *vin*, lorsqu'il est naturel et de bonne qualité, est la meilleure boisson que l'on puisse prendre aux repas. Pur, il ne convient pas aux personnes atteintes de maladies de l'estomac, du foie, des reins, de la vessie, etc; il faut le mélanger des deux tiers d'eau en général. Dans ce cas, la digestion se fait mieux; tout l'organisme se réchauffe, et un bién-être général se produit.

Le *vin de Bordeaux* est tonique, sans être excitant; il rétablit bien les forces et convient surtout aux dyspepsiques.

Le *vin de Bourgogne* est plus excitant, plus capiteux; les estomacs délicats doivent en faire un usage modéré.

Les *vins du Rhône*, trop riches en alcool, sont trop stimulants; les personnes nerveuses doivent s'en priver.

Les *vins blancs* et les *vins mousseux* sont peu

toniques; ils agissent rapidement sur le cerveau. Ils sont diurétiques.

Les *vins fabriqués* sont mauvais à la santé.

Les *vins sucrés* (Madère, Malaga, etc.), renfermant beaucoup d'alcool, stimulent trop et fatiguent l'estomac, quand ils sont pris en trop grande quantité.

Le vin ne convient pas aux enfants; il est utile à l'adulte qui travaille; au vieillard vert encore, il convient, mais sans abus. Il est surtout nécessaire au vieillard caduc, auquel il rend des forces, lorsque la digestion est paresseuse ou se fait mal.

La femme doit faire usage du vin, mais en petite quantité. Dans les pays chauds et les saisons chaudes, on doit faire du vin un usage modéré.

L'usage d'un vin vieux et généreux, pris avec modération, est extrêmement utile dans les cas d'anémie, d'appauvrissement général de l'économie, avec paresse des fonctions digestives, dans les cachexies, les convalescences, chez les malades de pays à marécages, etc.

La *bière* de bonne qualité est excellente; c'est une boisson agréable, nutritive, stimulant le système nerveux. Elle ne convient pas aux estomacs délicats. L'abus de la bière est une des causes de l'obésité, de la glycosurie et de la goutte.

Il est des buveurs de bière, qui en abusent tellement, que cet abus amène chez eux une distension de l'estomac qui, par ce fait, devient paresseux et fonctionne difficilement.

Les *eaux-de-vie*, prises modérément, échauffent l'organisme et stimulent les systèmes vasculaires et nerveux. L'eau-de-vie, prise avec raison, soutient les forces, excite les facultés cérébrales, réjouit, ranime les vieillards, et donne du courage.

Les *liqueurs*, après les repas et en petite quantité, sont incontestablement utiles; elles activent la digestion.

Comme toutes les boissons fermentées énumérées précédemment contiennent de l'alcool, je ne puis mieux terminer qu'en rappelant les propriétés physiologiques des alcooliques.

L'*alcool* est à la fois un aliment et un stimulant.

A dose modérée, l'alcool est un excitant du système nerveux, tandis qu'à doses élevées il détruit, comme tout le monde le sait, les puissances cérébrales et la force motrice.

L'alcool, pris chaque jour à la dose modérée de cinquante grammes, par exemple, a la propriété d'engraisser et d'augmenter le poids des individus ; c'est donc aussi un aliment. Ainsi, à cette dose, il est très utile contre la tendance à l'amaigrissement, contre le refroidissement au grand air, ou par suite de travaux excessifs. L'alcool est avide d'eau, et, s'il ne rencontre pas dans l'estomac la quantité voulue, il produit facilement la dyspepsie. Il est donc bon d'y ajouter toujours un peu d'eau ; et de n'en boire jamais à jeun sans cette précaution.

L'alcool, à doses modérées, agit sur la circulation, accélère le pouls, augmente son ampleur, diminue sa tension, et, pendant que les vaisseaux périphériques sont dilatés, la peau se colore, le visage s'anime et devient turgescent, la température s'élève, et les battements du cœur sont légèrement plus précipités.

Les alcooliques, toujours à doses modérées, ont donc incontestablement le pouvoir de combattre l'ennui, d'exciter le cerveau, de soutenir les forces de l'ouvrier épuisé par le travail, ou des malades ruinés par les privations.

Le vieillard, à son âge de *retour*, doit plutôt restreindre l'usage de ce que l'on a appelé son *lait*, qu'en augmenter la dose.

Le *café*, d'après le Dr Leven, ne facilite pas la digestion ; il la ralentit plutôt qu'il ne l'accélère. Le café amène l'anémie de la muqueuse stomacale dont il gêne la congestion, plutôt qu'il ne la favorise, et il s'oppose plutôt à la sécrétion du suc gastrique, qu'il ne la facilite.

Pourquoi alors tant de personnes trouvent-elles un bien-être à prendre le café après les repas ? C'est que le repas produit chez les personnes dont la digestion est lente, la lourdeur des facultés intellectuelles, l'embarras de la pensée.

Le café, stimulant les centres nerveux, dissipe promptement ces effets, et chasse les malaises qui se produisent du côté de la tête.

Ce qui est certain, c'est que le café, de même que le thé, pris avec excès, est une cause fréquente de dyspepsie, c'est-à-dire de congestion de la muqueuse.

En renouvelant périodiquement cet état anémique de l'estomac, on finit par provoquer un état congestif permanent, qui n'est autre chose que la dyspepsie.

Le sucre, au contraire, est un parfait digestif, en même temps qu'un aliment, et c'est à tort qu'on le proscrit dans la dyspepsie et la dilatation de l'estomac ; le sucre excite la muqueuse de l'estomac et hâte la digestion ; seulement il a l'inconvénient de favoriser la production des gaz.

Le café a une action locale et générale ; il agit localement par le tannin, en diminuant le calibre des vaisseaux ; il agit sur l'économie en général, en excitant les centres nerveux et les muscles ; il ralentit la digestion, il n'est agréable que parce qu'il calme les phénomènes de lourdeur qui suivent le repas. Mais son action mauvaise peut être corrigée par le sucre, qui contrebalance sa mauvaise impression sur l'estomac.

Il en faut conclure qu'au point de vue du goût et celui de la digestion, nous avons raison de sucrer le café, et ceux qui le prennent sans sucre se trompent.

Malgré cette juste critique, le café anime les forces, soutient l'organisme ; c'est une boisson qui stimule le cerveau ; aussi est-elle utilisée pour activer les conceptions de l'esprit : c'est au point que quelques écrivains ont appelé le café *boisson intellectuelle*.

Le café doit être défendu formellement aux enfants ; les femmes doivent en user peu. Les hommes, sauf ceux auxquels se rapportent les observations qui précèdent, doivent en faire un usage modéré, pour acquérir de l'énergie. Le café est aussi utile aux vieillards dont il ranime le cerveau et les muscles.

Le café est très utile dans les pays chauds, dans les pays à fièvres. On peut le permettre aux malades atteints de diabète, de goutte, de gravelle, mais avec surveillance.

Le café, que Linné appelait la *liqueur des chapons*, est, dit-on, anaphrodisiaque. Cette influence varie évidemment suivant les individus et les doses ; en tout cas, elle n'est que temporaire.

Le *thé*, comme le café, se prend à doses modérées ; il est moins stimulant et se digère mieux.

Le thé est une excellente boisson dans les pays chauds, comme du reste le café. Il facilite la digestion, active la circulation, stimule les fonctions cérébrales, et, animant la liberté de la pensée, il prédispose au travail de cabinet. Le thé convient mieux aux dyspepsiques que le café.

On l'associe quelquefois au lait, suivant le goût des personnes, pour favoriser la digestion.

Le thé se prend ordinairement deux à trois heures après les repas, pour terminer la digestion. Il n'est pas rare le soir d'en prendre plusieurs tasses de suite ; cette habitude est sans danger, excepté toutefois pour les personnes nerveuses, ou celles qui n'y seraient pas habituées.

Le thé, comme le café, est antidote de l'opium, de la belladone : on doit l'administrer de préférence en lavement.

Le thé, en lavement, (soixante grammes environ) combat aussi avantageusement l'empoisonnement par l'alcool.

On l'emploie aussi avec succès dans le coma des fièvres graves, dans les convulsions puerpérales, urémiques, etc.

Enfin le thé convient dans plusieurs formes de céphalalgie, de maladies de l'appareil digestif, etc.

Le *chocolat* rend des services aux personnes faibles, épuisées ; il ne convient pas aux dyspepsiques: il y a toutefois des exceptions.

Le chocolat est assez lourd ; mais, lorsqu'il est bien supporté, il nourrit, relève les forces.

Les *boissons acidulées* (limonade, orangeade, sirop de groseille, etc.) que l'on emploie surtout en été, doivent être prises à petites doses : dans le cas contraire, elles irritent l'estomac et occasionnent de la diarrhée.

Lorsque les chaleurs, en été, sont trop grandes, mieux vaut, pour étancher la soif, boire de l'eau faible de Vals, avec un peu de sirop rafraîchissant, ou préférablement avec du cognac ou du rhum.

Les *glaces* au café, aux fruits, au chocolat, etc., enlèvent à l'estomac une partie de son calorique puis la réaction survient, et la muqueuse est fortement stimulée. Les glaces, par ce double effet, sont à la fois calmantes et toniques ; aussi, en raison de ces propriétés, sont-elles souvent utiles dans la gastralgie, la dyspepsie et les névroses de l'estomac.

Telles sont la plupart des substances et des boissons dont l'homme fait usage : cet énoncé permettra aux malades de se diriger eux-mêmes dans le choix de leur alimentation, et dans le régime qu'ils devront s'imposer suivant les affections dont ils sont atteints.

Des trois régimes qui constituent la nourriture de l'homme (régime animal, régime végétal, régime mixte), ce dernier est celui qui est généralement employé, et qui procure à l'homme le plus de bien être.

Le régime animal exclusif a pour effet principal d'augmenter la masse du sang, de prédisposer aux congestions, d'engendrer la diathèse urique, avec la gravelle et la goutte comme conséquences.

L'usage exclusif de substances végétales, prolongé pendant quelque temps, appauvrit le sang, détermine des maladies d'estomac, produit des lombrics, et amène quelquefois le diabète.

Le régime mixte, composé de substances animales et végétales, est le régime qui répond le mieux aux préceptes de l'hygiène.

Hygiène

L'*hygiène*, qui est l'art de conserver l'homme en santé, doit être le corollaire du régime.

Pour retirer des eaux un effet salutaire, il faut, avant tout, abandonner toutes préoccupations d'affaires, et se tenir l'esprit au repos.

Comme l'eau se boit le matin à jeun ordinairement, et aussi dans l'après-midi, il est nécessaire, de bien régler les repas, et de déterminer les heures où l'on doit les prendre.

Règle générale, l'intervalle qui doit séparer les deux principaux repas de la journée, sera de six heures en moyenne.

Quelques personnes, avant de boire aux sources, prennent le matin une soupe, un potage, du café au lait ou du chocolat; ce repas doit être léger. Il est souvent utile aux personnes dont l'estomac est délicat; il leur permet d'attendre le déjeûner. Lorsqu'on suppose que la digestion en est faite, ce qui a lieu ordinairement après une heure, les malades peuvent aller boire.

Il est utile d'avoir terminé son traitement hydrominéral au moins une heure avant le déjeuner qui a eu lieu vers dix heures et demi du matin.

L'eau, prise en boisson le matin, accompagnée d'exercice modéré, prépare l'appétit, et facilite beaucoup la digestion.

Le déjeuner devrait être le principal repas, et le second repas qui porte le nom de dîner, devrait être léger; c'est l'inverse qui a lieu généralement à Vals.

Au repas du dîner, on ne doit manger, comme au déjeuner, qu'une heure au moins après avoir bu.

Il est un précepte hygiénique établi, c'est qu'il ne faut pas trop multiplier les mets, qui doivent être simples sans trop d'étude ni de complication.

Il faut aussi, comme je l'ai déjà avancé, porter

son attention sur l'intervalle entre le premier et le second repas; certains troubles des organes digestifs, certains symptômes sympathiques, liés à des troubles intestinaux, dépendent souvent des repas.

Plus on vieillit, plus on doit éloigner les repas, et les répartir méthodiquement. C'est ainsi que j'ai vu des vieillards atteints de céphalalgie, de somnolence, d'éblouissements, de dyspnée, de palpitations, etc., être complètement débarrassés de ces symptômes, en éloignant les repas, et en en réduisant le nombre.

On doit manger lentement, triturer suffisamment les aliments dont on fait usage; alors la digestion se fait mieux et s'effectue complètement dans l'estomac, du moins pour les substances digestibles dans cet organe.

Manger vite expose aux indigestions: bien des personnes souffrent de l'estomac parce qu'elles mangent trop à la fois et distendent outre mesure ce viscère. Ce malaise disparaît bien vite en diminuant les proportions d'aliments pris à chaque repas.

Un détail utile à noter, c'est qu'en général, pendant les premiers jours du traitement hydrominéral, l'appétit est surexcité ; et, avec le régime des tables d'hôte, il n'est pas rare de voir survenir des diarrhées, qui ne sont que le résultat des aliments variés que l'on absorbe. Les malades feront donc bien de consulter leurs médecins qui, seuls, sont capables de leur prescrire une alimentation convenable.

Il est utile et même nécessaire, après les repas, de prendre un peu d'exercice : des promenades à pied et en voiture favorisent le travail de la digestion. Dans ces promenades, il faut éviter la fatigue et rechercher un air frais et pur.

Le soir, à Vals, les fraîcheurs sont souvent nuisibles après les pluies ou les fortes chaleurs de la journée ; il faut donc se vêtir d'habillements chauds et légers, pour entretenir une transpiration modérée, et éviter les mauvais effets des vicissitudes atmosphériques.

Les matinées aussi étant souvent très fraîches, on ne devra se rendre aux sources et aux bains que vêtu en conséquence.

Les promenades du soir, entreprises dans les conditions que je viens d'indiquer, favorisent beaucoup le sommeil. Celui-ci doit s'effectuer de bonne heure, et seulement lorsque la digestion est faite en grande partie.

La durée du sommeil varie suivant les personnes et les affections qu'elles portent ; il doit être de courte durée pour les malades atteints de la goutte et de la gravelle ; ces malades sont nombreux à Vals.

Si j'insiste sur tous ces petits détails, c'est qu'à notre époque, une saison aux eaux minérales ou thermales est devenue un besoin, une habitude.

Après. — Je crois devoir rattacher aux préceptes hygiéniques, la conduite à tenir par les buveurs, lorsqu'ils ont terminé leur traitement hydrominéral.

La première condition en quittant Vals, est de se reposer, de prendre du calme, pour laisser tomber l'excitation produite par la cure que l'on a suivie. Les eaux minérales de Vals ne produisent souvent leurs effets que quelques semaines après avoir quitté la station ; il n'est pas rare de voir quelquefois ces effets ne se produire qu'après quelques mois.

La période de repos qui suit la cure doit durer en général de six semaines à deux mois. Ce temps écoulé, il est souvent utile de séjourner quelques semaines dans les pays de montagnes ou sur le bord de la mer, pour compléter et favoriser la cure hydrominérale. Pour maintenir le bien-être que les malades ont trouvé à Vals, nous prescrivons presque toujours, après une période plus ou moins longue de repos, l'eau de Vals, soit le matin à jeun, soit aux deux principaux repas.

Outre leurs effets immédiats, les eaux minérales produisent encore, après un temps plus ou moins éloigné, des effets consécutifs ; c'est une remarque qu'enregistrent chaque jour les médecins qui ont une pratique spéciale de la médication hydrominérale ou thermale.

Ces effets consécutifs incontestables ne sont souvent que le prolongement de l'action minérale ; mais d'autrefois ils se manifestent beaucoup plus tard. C'est comme un travail curatif lent, silencieux, intime, subordonné à une série de modifications qui se déroulent suivant la nature des affections et des diathèses. Alors de la constatation de

ces effets consécutifs éloignés, vous pouvez apprécier les résultats définitifs de la cure, et porter
avec certitude un jugement sur l'avenir.

Le médecin devra compter aussi avec les climats
d'où viennent les étrangers qui accourent à Vals
des quatre coins du monde.

De même qu'à Vals nous avons la *gamme minérale*, c'est toute une *gamme nosologique* que de
traiter des malades qui viennent d'Angleterre, de
Suisse, d'Italie, d'Espagne, d'Afrique, d'Egypte,
de Grèce et des Amériques.

DEUXIÈME PARTIE

Sources et Classification

Les buveurs aiment généralement à connaître la composition des sources qui leur sont prescrites.. Je vais donc en donner la composition chimique et par le fait en indiquer le degré de minéralisation.

On compte à Vals près de 60 sources, et il n'est pas d'années où l'on ne procède à de nouveaux forages pour découvrir des eaux minérales.

Vals promet de devenir d'ici à quelque temps une véritable *écumoire*; aussi serait-il à désirer de voir les eaux de Vals déclarées d'*utilité publique*. Ces sources nombreuses de Vals portent toutes différents noms, et aucune ne se ressemble comme analyses.

Ces analyses des sources ont été faites par les plus habiles chimistes, MM. O. Henry, Berthier, Dupasquier, Glénard, Lavigne, Bouis, etc.

De l'ensemble de ces analyses découle une classification toute naturelle : les sources à base *sodique* et les sources acidulées et *arsenicales*.

Les premières portent le nom d'*eaux bicarbo-*

natées sodiques; les secondes, celui d'*eaux ferro-
arsenicales.*

Les eaux bicarbonatées sodiques se subdivisent
suivant la plus ou moins grande quantité de bicarbonate de soude qu'elles renferment,

en eaux *faibles,*
en eaux *moyennes,*
en eaux *fortes.*

Cette classification, très imparfaite assurément,
est celle qui répond le mieux, au point de vue pratique, à l'esprit du malade et du médecin.

Rien ne doit étonner des vertus si multiples des
eaux de Vals, quand on voit leurs compositions si
variées, et surtout quand on rencontre à côté des
sources sodiques des sources ferro-arsenicales.

N'oublions pas non plus de dire que si la chimie
indique dans les eaux minérales la nature des corps
simples et leurs proportions, elle reste muette sur
la manière dont ces corps sont associés, groupés.

Elle fournit pour chaque source d'eau minérale
un tableau interprétatif, donnant la composition
présumée des sels en dissolution. Cette méthode,
qui permet d'établir des comparaisons entre les
différentes sources, conduit à des déductions utiles
pour la thérapeutique.

Un tableau interprétatif parle aux yeux des
malades et des médecins, et permet de mettre en
relief le caractère chimique des différentes sources
de Vals.

3.

EAUX BICARBONATÉES SODIQUES.

Pour faciliter aux buveurs la recherche des sources, je commencerai toujours par la rive gauche de la Volane; puis, après en avoir énuméré les sources, je passerai à la rive droite. Je suivrai cette marche pour toutes les sources *faibles, moyennes, fortes.*

Si j'oublie quelques-unes de ces sources, c'est qu'elles ne sont pas utilisées pour les malades.

EAUX FAIBLES.

Sources Amélie et Victoire

	AMÉLIE	VICTOIRE
Bicarbonate de soude.	1.304	0.632
— de chaux..	0.346	0.260
— de magnésie	0.194	0.140
Chlorure de sodium	0.051	0.043
Sulfate de sodium..	traces	traces
Alumine et oxyde de fer.	0.015	0.011
Résidu insoluble.	0.044	0.032
Total des principes fixes.	1.954	1.118
Acide carbonique libre.	1.675	1.800
Thermalité.	12°	14°

Découvertes en 1875, ces sources ont été autorisées en 1877. Elles sont au rez-de-chaussée d'une modeste habitation sur le boulevard.

Source Impératrice.

Bicarbonate de soude	1.668
— de magnésie	0.624
— de chaux.	0.494
— de fer... . . . . —	0.030
Sulfate de chaux.	0.024
Chlorure de sodium..	0.046
Acide borique	traces sensibles
Total..	2.886
Acide carbonique libre.	1.755
Thermalité..	13ᵘ

L'*Impératrice*, située à 150 mètres environ des
sources précédentes, est autorisée depuis 1866.
Contre le boulevard, près de la Volane, cette source
est placée au centre d'un jardinet ombragé dont les
bancs sont très goûtés des buveurs.

Source Saint-Jean.

Bicarbonate de soude..	1.480
— de potasse..	0.040
— de chaux.	0.310
— de magnésie..	0.120
— fer et manganèse.	0.006
Chlorure de sodium	0.060
Sulfate de soude et de chaux	0.054
Silice, alumine.	0.080
Lithine, arsenic, iode..	indices
Total des produits fixes..	2.150
Acide carbonique libre.	1.425
Thermalité	13°

La source Saint-Jean, autorisée depuis 1861,
est située sur le boulevard, contre le beau pont

nouvellement reconstruit sur la Volane. Elle est abritée sous un gracieux pavillon qu'entoure un beau parc planté de marronniers, et qui sert de promenades aux malades qui boivent à cette source, à laquelle Vals doit en grande partie sa réputation.

Source Pauline

Bicarbonate de soude	1.611
— de potasse	traces
— de lithine	0.010
— de chaux	0.028
— de magnésie	0.008
Carbonate de fer,	0.009
— de manganèse	traces
Silicate d'alumine, potasse et soude	0.182
Chlorure de sodium	0.041
Sulfate de soude	0.169
Phosphate de soude	indiquée
Matières organiques	indiquées
Matières fixes	2.058
Gaz acide carbonique libre	2.138
Thermalité	14°

Cette source, autorisée en 1866, est située dans le parc, sous une grande et belle voûte qui abrite en même temps la *Constantine*, source forte.

Source des Princes.

Bicarbonate de soude	1.870
— de potasse	0.037
— de chaux	0.050
— de magnésie	0.047
— de fer (protoxyde)	0.014
Sulfate de soude	0.252
— de potasse	0.038
Chlorure de sodium	0.030
— de potassium	0.030
Silice	0 055
Matières fixes	2.421
Acide carbonique libre	1.559
Thermalité	14°

Autorisée en 1869, cette source, située contre le petit ruisseau, le *Rieu*, non loin de la *Désirée*, est abritée sous une voûte.

Source Reine.

Bicarbonate de soude	1.218
— de potasse	0.005
— de chaux	0.144
— de magnésie	0.049
— de fer (protoxyde)	0.019
Sulfate de soude	0.076
— de potasse	0.069
Chlorure de sodium	0.010
— de potassium	0.013
Silice	0.005
Arséniate de soude	traces
Matières fixes	1.608
Acide carbonique libre	1.828
Thermalité	13°

Découverte en 1869, et autorisée depuis 1881,

cette source est située sur le boulevard, à l'entrée des parcs, en face de la source *Intermittente*, et abritée sous un pavillon à toiture métallique.

Source Marie.

Bicarbonate de soude.	0.895
— de chaux.	0.096
— de magnésie	0.029
— de fer.	0.006
Sulfate de soude.	0.057
Chlorure de sodium.	0.287
— de potassium.	0.032
Silice et alumine.	0.016
Acide borique et sulfurique, résidus.	traces
Acide carbonique.	1.860.
Thermalité.	12°,5

La source *Marie*, située sur la rive droite de la Volane, au bord de cette rivière, est avec la *Marquise* et la *Dominique*, une des sources les plus anciennes de Vals.

Source Vivaraise n° 1.

Bicarbonate de soude.	1.976
— de potasse.	»
— de chaux.	0.067
— de magnésie.	0.059
— de lithine.	0.010
— de fer et manganèse.	0.054
Sulfate de soude.	0.270
— de potasse.	0.215
Chlorure de sodium.	0.065
— de potassium.	»
Silice.	0.070
Acide carbonique libre.	1.284
Thermalité	12°,9

La source *Vivaraise* n° 1 fait partie, comme ses quatre sœurs, du groupe des *Vivaraises*, dont la désignation en chiffre 1. 3. 5. 7. 9 est des plus heureuses. Le numéro indique à peu de chose près la richesse minérale par litre.

Les *Vivaraises* sont situées et réunies sous de magnifiques grottes artificielles, sur la rive droite de la Volane. On y arrive de la rive gauche par une passerelle métallique. Les *Vivaraises* sont autorisées depuis 1872.

Source Délicieuse à 1 gramme.

Bicarbonate de soude..	1.255
— de potasse..	0.022
— de chaux.	0 026
— . de magnésie..	0.060
Protocarbonate de fer .	0.003
— de manganèse.	0.009
Chlorure de sodium..	0.025
Silice et alumine.	0.047
Sulfate de potasse.	0.625
Matières fixes..	2.065
Acide carbonique libre.	0.047
Thermalité .	14°

La source *Délicieuse* à un *gramme*, comme ses trois congénères à *trois grammes*, à *six grammes*, à *huit grammes*, est située sous l'hôtel même qui porte le nom de ces sources, sur la rive droite de la Volane. Elles sont autorisées depuis 1876.

EAUX MOYENNES.

Source Chloé.

Bicarbonate de soude..	3.289
— de potasse	0.045
— de chaux.	0.169
— de magnésie.	0.166
— de fer	0.021
— de lithine.	0.026
Chlorure de sodium.	0.189
— de potassium.	»
Sulfate de soude	0.173
Silice, alumine	0.099
Silicates et phosphates	0.004
Matières fixes.	4.181
Acide carbonique..	1.626
Thermalité	13°

Analysée en 1845, et autorisée en même temps, la *Chloé* est située sous l'hôtel des Bains; on y arrive par une longue série d'escaliers. C'est avec l'eau de la *Chloé* que M. Dupasquier a inauguré les premiers bains minéraux à Vals.

Source Sophie.

Bicarbonate de soude..	3.490
— de potasse..	0.077
— de lithine.	0,005
— de chaux.	0.108
— de magnésie..	0.085
Carbonate de fer.	0.014
— d'alumine	0.121
Sulfate de soude	0.042
Chlorure de sodium.	0.089
Silicate de potasse et soude..	0.042
Borate de soude.	traces
Matières organiques.	0.008
Matières fixes..	4.081
Acice carbonique libre...	2.000
Thermalité..	14°,05

Autorisée en 1873, la *Sophie* est située dans le lit même de la Volane et sur la rive droite. On y arrive de Vals par le jardin Gaucherand où l'on remarque une splendide allée d'hortensias.

Source Vivaraise 3.

Bicarbonate de soude	3.173
— de potasse	0.011
— de chaux	0.158
— de magnésie	0.123
— de lithine	0.020
— de fer et manganèse	0.004
Sulfate de soude	0.077
— de potasse	0.021
Chlorure de sodium	0.110
— de potassium	0.140
Silice	0.076
Acide carbonique libre	1.604
Thermalité	9°

Cette source portait autrefois le nom de *Chrétienne*.

Source Juliette.

Bicarbonate de soude	2.227
— de chaux	0.030
— de magnésie	0.046
Chlorure de sodium	0.040
Résidus insolubles	0.040
Acide sulfurique, acide borique	traces
Acide carbonique libre	2.000
Thermalité	13°

Autorisée en 1863, la *Juliette* est située à quelques mètres au-dessous des *Vivaraises*, contre un pavillon qu'on a le tort de ne pas utiliser, surtout en face de la belle promenade des *Quin-conces*.

Source Délicieuse à 3 grammes.

La désignation même de cette source correspond à sa composition [chimique, et indique assez qu'elle doit être rangée dans les eaux moyennes.

EAUX FORTES.

Source Favorite.

Bicarbonate de soude	. . . .	5.647
— de potasse	. . . .	0.199
— de chaux	. . . .	0.155
— de magnésie	. . . .	0.173
— de lithine	. . . .	0.026
— de fer	. . . .	0.012
Sulfate de soude	. . . .	0.099
— de potasse	. . . .	0.120
Chlorure de sodium	. . . .	0.069
— de potassium	. . . .	0.086
Silice	. . . .	0.104
Total	. . . .	6.690
Acide carbonique libre	. . . .	1.157
Thermalité	. . . .	14°

La *Favorite* est approuvée depuis 1875. Cette source est située dans la maison de l'Hôtel d'Orient, sur la rive gauche de la Volane.

Source Souveraine.

Bicarbonate de soude . . .	6.515
— de potasse . . .	0.069
— de lithine . . .	0.042
— de chaux . . .	0.270
— de magnésie . . .	0.009
Carbonate de fer . . .	0.003
— de manganèse . . .	traces
Silicate d'alumine et soude . . .	0.102
Chlorure de sodium . . .	0.337
Sulfate de soude . . .	0.261
Matières organiques . . .	traces
Total de principes fixes . . .	7.608
Acide carbonique libre . . .	2.020
Thermalité . . .	13°5

Autorisée en 1868, la source *Souveraine* est située à l'entrée de l'établissement thermal ; on y descend par quelques marches d'escalier.

Source Marquise.

Bicarbonate de soude . . .	7.154
— de chaux . . .	0.130
— de magnésie . . .	0.125
— de fer et manganèse . . .	0.015
— de lithine . . .	0.023
Chlorure de sodium . . .	0.060
Sulfate de soude . . . — de chaux . . .	0.053
Silicate et silice . . . Alumine phosphatée . . .	0.113
	7.736
Acide carbonique libre . . .	2.500
Thermalité . . .	17°

La *Marquise* remonte à la même époque que la *Marie*, en face de laquelle elle se trouve située, sur la rive gauche de la Volane. Pendant la saison hydrominérale, une passerelle en bois relie ces deux sources.

Source Constantine.

Bicarbonate de soude	7.053
— de potasse	0.071
— de lithine	0.010
— de chaux	0.437
— de magnésie	traces
Carbonate de fer	0.006
— de manganèse	traces
Silicate d'alumine, potasse et soude	0.159
Chlorure de sodium	0.280
Sulfate de soude	0.204
Phosphate de soude	traces
Matières organiques	traces
	8.220
Acide carbonique libre	2.100
Thermalité	14°

La *Constantine*, autorisée en 1866, est située, comme je l'ai dit déjà, sous la même voûte que la source *Pauline*. La *Constantine* est, comme du reste beaucoup de sources sodiques, un peu intermittente.

Sources Rigolette et Désirée.

	RIGOLETTE.	DÉSIRÉE.
Bicarbonate de soude	5.800	6.040
— de potasse.	0.263	0.262
— de chaux	0.571	0.571
— de magnésie	0.259	0.908
— de manganèse.	traces	traces
— de fer.	0.204	0.040
— de lithine.	indiqué	indiqué
Chlorure de sodium . . . . . (. . . .	1.200	1.100
Sulfate de soude et chaux	0.220	0.200
Silice et silicate. . . . . }	0.060	0.038
Alumine, phosphate		
Iodure alcalin, arséniate.	indiqués	indiqués
Matières organiques	peu	peu
Total des principes fixes . .	7.826	9.142
Acide carbonique libre.	2.095	2.218
Thermalité	14°	17°

Ces deux sources. autorisées depuis 1864, sont situées au milieu même du parc, un peu au-dessous de la *Dominique*, à gauche du petit ruisseau le *Rieu*. Elles sont abritées sous un magnifique chalet.

Source Camuse.

Bicarbonate de soude	6.200
— de potasse	0.200
— de chaux.	0.130
— de magnésie	0.340
— de fer	0.011
— de lithine.	»
Chlorure de sodium.	0,190
Sulfate de soude . . . . }	0.121
— de chaux.	
Silicate et silice. . . . . }	0.300
Alumine, phosphate terreux.	
Matière organique.	peu
Total des principes fixes	8.458
Acide carbonique libre.	0.960
Thermalité.	15°

Cette source, située sous le même chalet que les sources *Rigolette* et *Désirée*, est connue depuis de longues annés par les habitants du pays, qui venaient y chercher leur guérison.

Sources Précieuse et Madeleine.

	PRÉCIEUSE.	MADELEINE.
Bicarbonate de soude.	5.940	7.280
— de potasse.	0.230	0.255
— de chaux	0.630	0.520
— de magnésic.	0.750	0.572
— de fer et manganèse. . .	0.010	0.029
Chlorure de sodium	1.080	0.160
Sulfate de soude et de chaux	0.185	0.235
Sulfate de silice; alumine	0.060	0.097
Iodure alcalin, arsenic, lithine. . . .	indices	traces
Total des principes fixes. . .	8.885	9.248
Acide carbonique libre.	2.218	2.050
Thermalité.	15°	15°

Les sources *Précieuse* et *Madeleine*, autorisées depuis 1864 sont placées à l'extrémité d'une longue voûte, sur la rive gauche, le long de la Volane. Sur cette voûte est construite une grande et superbe *verandah*, où se donnent quelquefois des concerts, et qui pourrait, faute de mieux, être utilisée plus souvent à donner aux baigneurs les distractions qu'ils réclament.

Sources Vivaraises 5, 7, 9.

	Nº 5	Nº 7	Nº 9
Bicarbonate de soude	4.076	6.393	7.223
— de potasse.	0.129	0.110	0.210
— de chaux	0.202	0.023	0.291
— de magnésie.	0.426	0.263	0.258
— de lithine.	0.017	0.023	0.019
— de fer et manganèse	0.024	0.011	1.022
Sulfate de soude.	0.019	0.029	0.034
— de potasse.	0.023	0.036	0.042
Chlorure de sodium	0.043	0.077	0.091
— de potassium.	0.055	0.098	0.115
Silice	0.082	0,089	0.102
Total des principes fixes. .	5.096	7.152	8.407
Acide carbonique libre.	1.614	1.677	1.431
Thermalité.	14°	9°5	8°

Ces trois sources, comme du reste toutes les sources *vivaraises*, sont approuvées depuis 1872, ainsi que je l'ai déjà avancé.

Les belles grottes qui les abritent sont bien connues, et font l'admiration des étrangers.

Source du Parc.

Bicarbonate de soude	5.000
— de chaux.	0.300
— de magnésie	0.382
Sulfate de soude.	0.075
Chlorure de sodium.	0.197
Sesqui-oxyde de fer.	0.020
Silice	0.067
Iode, arsenic, lithine	traces
Total des principes fixes	6.041
Acide carbonique libre	2.050
Thermalité	14°

La source du *Parc* a été autorisée en 1874. Elle est située sous un pavillon, un peu au-dessous de la promenade des Quinconces.

Sources Délicieuses à 6 grammes et à 8 grammes.

	DÉLICIEUSE à 6 gr.	DÉLICIEUSE à 8 gr.
Bicarbonate de soude	6.111	7.530
— de potasse	0.194	0.000
— de chaux	0.262	0.330
— de magnésie	0.094	0.105
Proto-carbonate de fer	0.092	0.005
— de manganèse	»	»
Chlorure de sodium	0.147	0.155
Silice et alumine	0.152	»
Sulfate de potasse	0.071	»
Total des principes fixes	6.823	8.125
Acide carbonique libre	0.612	1.650
Thermalité	15°	14°

Ainsi qu'on l'a vu plus haut, ces sources sont situées sous l'hôtel des Délicieuses.

On n'ignore pas que tout propriétaire de source à Vals, est attaché à son eau qui guérit, suivant lui, bon nombre de maladies : j'ai évité de faire suivre l'analyse de chaque source, d'indications thérapeutiques, laissant ainsi au médecin seul le soin de diriger un traitement rationnel, suivant la nature des affections qu'il est appelé à soigner. En effet, le médecin, tenant compte de la minéralisation des sources, doit surtout s'appuyer sur le diagnostic, et présenter les faits avec précision, car aujourd'hui il n'est pas un seul médecin hydrologue qui, avec ses sources, ne guérisse les maladies les plus diverses, soit par leur nature diathésique, soit par leur forme ou leur détermination organique.

Toutes les sources sodiques de Vals, d'origine volcanique, comme toutes celles du plateau central de la France, sont froides, limpides, gazeuses, d'une saveur alcaline, avec un petit goût aigrelet très agréable, que donne l'acide carbonique.

La thermalité, ainsi que l'on peut s'en rendre compte dans les analyses, varie de 8° à 17°; cette température est invariable, avantage incontestable pour le malade et le médecin, qui sont l'un et l'autre assurés que les eaux sont constamment identiques pendant toute la durée du traitement. A l'air libre, les eaux de Vals laissent dégager une multitude de bulles gazeuses, qui ne tardent pas à adhérer aux parois du verre qui les contient ; aussi doit-on s'empresser de boire pour ne pas laisser perdre aux eaux quelques-unes de leurs propriétés.

Il faut appliquer aux eaux de Vals l'effet dominant des principes qu'elles renferment.

Acide carbonique. — Bien qu'il se dégage des eaux de Vals beaucoup d'acide carbonique, il en reste encore une grande quantité en dissolution dans l'eau. Arrivé dans l'estomac, l'acide carbonique excite agréablement la muqueuse et les nerfs gastriques; il en résulte un bien-être général et une stimulation de l'appétit.

Si l'on fait un usage exagéré d'eaux minérales,

on absorbe beaucoup d'acide carbonique : dans ce cas, le gaz peut ballonner l'estomac, et amener de la tympanite et de l'atonie, avec des spasmes plus ou moins douloureux. C'est ce qui peut se produire avec les eaux faibles.

Avec les eaux fortes, au contraire, qui contiennent une grande quantité de soude, la muqueuse stomacale, est fortement stimulée ; elle secrète beaucoup de sucs gastriques, qui empêchent les phènomènes morbides précédents de se déclarer.

L'acide carbonique stimule non |seulement les sécrétions gastriques, mais encore il favorise les contractions de l'estomac, dont il facilite la digestion des aliments.

L'acide carbonique ne borne pas son action à l'estomac, il l'étend encore aux intestins, pour lesquels il est un excitant énergique.

Des intestins, le gaz acide carbonique est ordinairement éliminé par les selles ; mais il arrive quelquefois qu'une partie passe dans le sang et gagne le cerveau, qui éprouve comme une espèce d'ivresse. J'ai remarqué souvent ce symptôme à Vals ; heureusement qu'il n'est pas de longue durée. Ce phénomène vous donne l'explication de l'ivresse des boissons alcooliques gazeuses, comme le vin de Champagne ; cette ivresse arrive rapidement pour disparaître aussi vite.

L'acide carbonique active également la sécrétion urinaire en hypérémiant les muqueuses, ce qui facilite rapidement la résorption de l'eau minérale.

Il faut savoir diriger cette diurèse, et ne pas amener une hypersécrétion du rein, qui serait souvent nuisible aux malades atteints d'albuminurie et de certaines néphrites.

Bi-carbonate de soude. — Arrivées dans l'estomac, les eaux bi-carbonatées sodiques se décomposent au contact des acides gastriques ; neutralisant les acidités, elles activent les appareils de sécrétions et d'excrétions, facilitent les fonctions assimilatrices et tendent à faire disparaître, par leurs propriétés *altérantes*, les engorgements pathologiques.

Les sources de Vals sont tellement variées et graduées que le médecin n'aur que l'embarras du choix dans l'administration du bi-carbonate de soude. Parmi ces sources, je n'ai qu'à me louer de la *Précieuse*, qui m'a rendu les plus grands services.

Par suite de la décomposition dans l'estomac, le bi-carbonate de soude se transforme et pénètre dans le sang comme carbonate. Ce sel rend le sang plus fluide, l'urine alcaline, transforme l'acide urique en urée, dont l'excès est expulsé par les urines.

Depuis les expériences de MM. Damourette et Hyades, sur les effets nutritifs des alcalins à doses modérées, j'ai pu constater comme eux que les alcalins à faible dose activent la digestion et favorisent la désassimilation en augmentant l'urée et en diminuant l'acide urique des urines.

Comme eux aussi, j'ai remarqué que les eaux

faibles de Vals, c'est-à-dire celles qui contiennent de petites doses de bi-carbonate de soude, augmentent la secrétion urinaire, et chassent les urates de l'organisme. Cette élimination explique les bienfaits que les goutteux et les malades atteints de la gravelle retirent d'une ou plusieurs saisons à Vals.

Les alcalins, à doses fortes, sont loin d'être débilitants, ainsi qu'on l'a répété tant de fois depuis Trousseau; ils sont au contraire reconstituants et font véritablement merveille dans les anémies, surtout si on les combine avec une hydrothérapie rationnelle.

En résumé, les alcalins des eaux de Vals, par leur passage dans le sang, leur transformation dans l'estomac, l'augmentation des sucs gastriques et pancréatiques, conviennent à prespre toutes les dyspepsies ; mais il est important d'avoir fini de boire une heure environ avant les repas.

Chlorure de sodium. — Ce sel provoque une stimulation de la muqueuse de l'estomac, stimule l'appétit et donne de la force.

Le chlorure de sodium, comme le dit le professeur Sée, a le pouvoir de dégager la pepsine des cellules capitales des glandes pepsiques; par ce fait il est parfaitement indiqué dans les dyspepsies par inertie de pepsine. Indispensable à l'individu, le chlorure de sodium sert à la fois d'aliment et de condiment.

Il est utile dans les entérites, surtout l'albuminurie, dans l'appauvrissement général de l'économie, au début de la tuberculisation pulmonaire et dans l'anémie glycosurique.

Chlorure de potassium. — Ce sel se trouve dans les muscles et les globules du sang ; aussi est-il indiqué dans les anémies et les faiblesses généralisées.

Bi-carbonate de magnésie. — Il neutralise les acides de l'estomac, et constitue un purgatif dont l'usage est surtout indiqué dans les dyspepsies avec obstructions hémorrhoïdales ; il est aussi très utile dans certains flux intestinaux et quelques cas de diarrhée.

Si le bi-carbonate de magnésie échappe à l'action des sucs gastriques, il rencontre dans le gros intestin des acides dissolvants qui amènent une action purgative tardive. Cette dernière propriété indique l'utilité du bi-carbonate de magnésie dans les atonies intestinales.

Carbonate de chaux. — Ce sel agit comme absorbant, et produit, non pas un effet purgatif, mais plutôt une espèce de resserrement ; de là son indication pour combattre les diarrhées et neutraliser les acides de l'estomac.

Après son absorption, il jouit de propriétés reconstituantes, et peut être utilisé surtout dans le rachitisme. Il ne convient pas aux individus prédisposés à la gravelle et aux calculs urinaires.

Carbonate de fer. — C'est un excitant, un tonique par excellence, utile surtout dans la chloroanémie et les dyspepsies qui en dépendent.

Puisqu'il est à l'état soluble dans les eaux de Vals,

il peut être administré dans un grand nombre d'états pathologiques : les atonies intestinales, les entérites, l'anémie, l'aménorrhée, la leucorrhée, les dyspepsies nerveuses, le lymphatisme, le scrofulisme, et en général dans tous les cas où il y a pâleur et décoloration des tissus, avec atonie des fonctions.

Carbonate de potasse. — Ce sel, à doses modérées, possède, suivant M. Martin-Damourette, des effets nutritifs marqués. Si le bi-carbonate de soude est désassimilateur, il augmente l'urée, diminue l'acide urique ; le bi-carbonate de potasse augmente la quantité d'urine, active l'élimination de l'acide urique dont il modère la formation. Le bi-carbonate de potasse est donc anti-arthritique et antigoutteux.

Salicylates et *Silice*. Ces sels possèdent des propriétés anti-fermentescibles, ce qui les rend très utiles contre la fermentation ammoniacale de l'urine, les écoulements uréthraux et vaginaux, l'hypertrophie de la prostate, le diabète, en empêchant la transformation en glycose de la matière glycogène du foie.

Les salicylates, étant diurétiques, trouvent leur application dans la gravelle.

Outre le bi-carbonate de soude, qui domine dans les eaux de Vals, et les principes précédents, qui sont en moins grande quantité, on rencontre encore, mais à très faible dose, de la potasse, de l'arsenic, du manganèse, de l'iode, de l'alumine, de la lithine, etc. Ces principes minéralisateurs n'étant bien souvent qu'à l'état d'indices, n'en ont pas moins leur valeur thérapeutique, et les médecins hydrologues observent chaque jour qu'ils n'en produisent pas moins des effets curatifs puissants.

Ces médecins savent fort bien que les effets produits par une eau minérale sont loin d'être en rapport avec la richesse des éléments qui entrent dans sa composition ; ils observent chaque jour, malgré de si faibles proportions de principes, des effets curatifs remarquables et énergiques.

EAUX FERRO-ARSÉNICALES.

Source Dominique.

Acide sulfurique libre	
— arsénique	
Sesqui-oxyde de fer	
Chaux et soude	1.75
Acide silicique.	
Chlore.	
Acide phosphorique	
Matières organiques	
Acide sulfurique libre	1.31
Silicate acide	
Arséniate acide	
Phosphate acide.	
Sulfate acide.	0.44
— de chaux.	
Chlorure de sodium	
Matières organiques	
Sesqui-oxyde de fer.	
Thermalité	14°

La *Dominique* date de 1602 ; elle doit son nom, comme je l'ai déjà dit, à un dominicain qu'elle guérit. Elle est placée à l'extrémité du parc, contre le ruisseau, le *Rieu*, sous une belle voûte, tapissée de scories volcaniques.

Un vaste bassin souterrain sert à recueillir les dépôts et les sels de cette source, qui servent à fabriquer les *pilules de la Dominique*; ces pilules rendent journellement aux praticiens les plus grands services.

Source Saint-Louis.

Silicate de fer	0.0197
— d'alumine	0.0454
— de manganèse	traces
— de chaux	0.0178
— de soude	0.0185
Sulfate de protoxyde de fer	0.0766
— de sesqui-oxyde de fer	0.0446
— de chaux	0.0320
— de potasse	traces
— de soude	0.1125
Chlorure de sodium	traces
Acide carbonique, sulfurique et iode	traces
Phosphate de soude	indiqué
Acide sulfurique libre	0.0996
Arsenic et arséniate	0.0010
Sulfate de magnésie	indiqué
Matières organiques	traces
Total	0.4647
Thermalité	14°

La source *Saint-Louis*, autorisée en 1867, est située à quelques mètres au-dessous de la *Dominique*; elle est abritée sous une voûte. C'est avec l'eau de la *Saint-Louis* que l'on donne les bains du même nom ; ces bains sont toniques, et utilisés surtout dans les affections névropathiques.

Source Saint-Louis-du-Bois.

Silicate de protoxyde de fer.	0.00629	Ensemble	
— d'alumine.	0.01466	alcalins	0.03773
— de chaux.	0.00570	terreux.	
— de magnésie	0.00513		
— de soude.	0.00596		
Sulfate de protoxyde de fer.	0.12470		0.12470
Chlorure d'aluminium. . . .	0,01970		0.01970
Arsénites de soude.	0.00350		0.00350
Bicarbonate de chaux. . . .	0.13500	Ensemble bicarbonates terreux.	0.14560
— de magnésie. .	0,01060		
— de soude	0.18200	bicarbonates alcalins.	0.21690
— de potasse. . .	0.03490		
Phosphates alcalins.	indiqués		
Iodures.	—		
Acides sulfureux	traces		
— carbonique libre. . .	—		
Matières organiques.	—		
Total sur un litre. .	0.54813		0.54813
Thermalité.	15°,5		

Autorisée en 1872, la *Saint-Louis-du-Bois* est située au-dessus de la passerelle qui conduit au château ; elle repose au fond d'une gorge abritée par quelques planches qui, espérons-le, disparaîtront bientôt pour faire place à un chalet moins primitif.

Le groupe des eaux *ferro-arsénicales* diffère complètement du groupe des sources sodiques.

L'eau de la *Dominique* est un type unique ;

aussi cette source est-elle la plus fréquentée; c'est au point que certains malades passent par-dessus les ordonnances de leurs médecins et commettent l'imprudence de boire à cette source, malgré les plus formelles contre-indications.

L'eau de la *Dominique* est limpide, claire, d'un goût styptique, ferrugineux et acide, auquel on s'habitue très vite et qui, à la fin, vous procure un véritable plaisir par la sensation agréable qu'elle vous donne.

Comme pour le groupe des eaux bicarbonatées sodiques, nous allons passer en revue, d'une manière succincte, les effets physiologiques des éléments minéralisateurs qui entrent dans la composition des sources ferro-arsenicales: pour ne pas nous répéter, nous passerons sous silence les principes minéralisateurs déjà énumérés dans les eaux alcalines, et nous n'insisterons que sur les corps nouveaux que nous donne l'analyse de ces sources.

Acide sulfurique. — Il active les fonctions digestives et augmente la sécrétion urinaire; il diminue la chaleur et ralentit la circulation, lorsque cet acide est, comme la *Dominique*, fortement dilué. A cet état, il augmente la tonicité des organes, en stimulant les fonctions vitales.

Gendrin employait l'acide sulfurique contre la colique de plomb, et comme moyen prophylactique contre cette affection. Je ne doute pas de l'efficacité de l'eau de la *Dominique* contre les accidents causés par les émanations saturnines, qu'elle transforme en sulfate de plomb insoluble et inerte.

L'acide sulfurique, sous forme de limonade minérale, est employé contre les hémorrhagies, les fièvres bilieuses, les diarrhées chroniques, les dyspepsies à forme sèche, etc. L'acide sulfurique, dans cet état de dissolution, et employé à l'extérieur, excite la peau ; voilà pourquoi il est indiqué dans certaines affections chroniques de cet organe.

Phosphore. — C'est un excitant très énergique qui porte son action sur le système nerveux, et principalement sur les organes de la génération. S'appuyant sur cette donnée, c'est sans doute le motif qui fait que la *Dominique* passe pour guérir la stérilité. Voilà pourquoi, en poursuivant le même ordre d'idées, on prescrit le phosphore dans l'anaphrodisie, les fièvres adynamiques, avec affaiblissement des forces, certaines formes de rhumatismes, etc.

Fer. — Nous avons déjà parlé du fer et des préparations ferrugineuses, et nous y reviendrons encore, en parlant de l'anémie, de la chlorose, etc. Ce que je tiens à faire remarquer ici, c'est l'observation du Dr Moitessier : « Les bi-carbonates alcalins n'altèrent pas l'eau ferrugineuse. Les chlorures et les sulfates, loin d'être un instrument d'instabilité, retardent d'une façon très sensible la décomposition à l'air de l'eau ferrugineuse. »

Cette remarque a son importance.

Ce qui caractérise la médication des préparations ferrugineuses, c'est son influence sur le sang et la circulation : le sang, à la suite de l'usage du fer, devient plus rouge, plus riche ; la circulation se développe ; le pouls devient plus ample, plus fort, plus rapide ; le teint se colore ; les mouvements musculaires s'exécutent avec plus de facilité, et toutes les fonctions en général se font avec plus d'énergie.

Arsenic. — Les préparations arsenicales relèvent l'appétit, stimulent la nutrition et augmentent l'énergie vitale. De là, l'avantage de l'arsenic dans les astésies profondes, une détérioration nutritive avancée, et dans la misère physiologique.

L'arsenic est doué d'une grande affinité pour les globules du sang, et prévient ainsi la chloro-anémie. Si l'arsenic est uni au fer, son effet est bien plus marqué.

L'arsenic est un médicament compensateur ; il retarde par ce fait le mouvement de décomposition.

A la suite de l'administration des préparations arsenicales, l'appétit augmente, et les digestions deviennent plus faciles et plus rapides ; la fatigue musculaire diminue ou disparaît.

Le système nerveux obéit aussi à l'influence des préparations arsenicales, et provoque dans l'appareil cardio-vasculaire une augmentation de tonicité ; les capillaires se resserrent, les battements cardiaques sont ralentis et deviennent plus forts (Martin-Damourette). La médication arsenicale donne des résultats vraiment extraordinaires par leur rapidité et leur constance dans la période de consomption ; les redoublements fébriles sont moindres, abrégés et même suspendus, ainsi que les sueurs nocturnes, et alors les malades rentrent dans une période latente.

Les préparations arsenicales augmentent la congestion de la peau et modifient avantageusement l'ensemble de la constitution. Voilà pourquoi nos belles mondaines, à l'exemple des dames hongroises, prennent chaque jour une petite dose d'arsenic, pour conserver à leur peau le velouté et la fraîcheur qui constituent une de leurs beautés.

Ces propriétés physiologiques de l'arsenic expliquent son emploi dans les maladies de la peau, les fièvres intermittentes, les névralgies, les consomptions, etc.

Par là, on comprend tout de suite les déductions pratiques que l'on doit tirer de l'emploi de la *Dominique* et des eaux ferro-arsenicales de Vals.

Bains.

Je rattache à ce chapitre les *bains* et les *douches* qui font, pour ainsi dire, partie du traitement hydrominéral de Vals; je vais en indiquer brièvement les propriétés.

BAIN ALCALIN.

Le bain doit être envisagé à un double point de vue : 1° la température ;

2° La composition de l'eau. Il faut tenir compte

aussi de la température du corps humain, qui est ordinairement fixée à 34° et 35°. A cette température, le bain est tempéré ; au-dessous, il est tiède ; au-dessus, il est chaud, et vers 40° à 45°, le bain est très chaud.

Ces notions sont utiles à connaître, car, suivant la loi Duriau, la température du corps tend à se mettre en harmonie avec la température du bain.

A ce premier effet obtenu, il faut ajouter les résultats subordonnés à la durée du bain, et la réaction qu'il produit. Tout le monde sait, en effet, que c'est sur cette réaction et sur son mode de production, que reposent l'hydrothérapie et la balnéothérapie, en y ajoutant, il va sans dire, la composition de l'eau.

Le bain alcalin se prend ordinairement tiède, à 30° environ ; sa durée dépasse rarement une heure. Quelquefois, il se prend chaud, à 40° par exemple'; dans ce cas, sa durée ne doit pas dépasser cinq à six minutes, sous peine de voir se produire des hémorrhagies et des congestions.

Le bain alcalin, à Vals, est généralement composé d'eau minérale coupée d'eau douce par moitié ; chez certains malades nerveux, impressionnables ou assujettis aux accidents pléthoriques, les bains alcalins ne doivent contenir qu'un quart environ d'eau alcaline.

Quant à la composition de l'eau, les sels minéraux contenus dans le bain alcalin agissent-ils par simple contact, ou par absorption réelle ? Cette question, qui a donné lieu à tant de controverses, paraît aujourd'hui définitivement résolue : la peau n'absorbe que l'eau, et les sels n'agissent que par simple contact. Ce contact, réparti sur une large surface, agit sur les innombrables ramifications nerveuses et les vaisseaux capillaires que la peau renferme. Il en résulte une excitation marquée, qui ne tarde pas à produire son effet vers l'intérieur du corps et sur tout l'organisme.

Le bain alcalin nettoie d'une manière parfaite toute la surface de la peau, qu'il rend douce et onctueuse ; son action, d'abord sédative, ne tarde pas à devenir excitante et tonique.

La révulsion énergique qu'il opère sur toute la surface de la peau, ne peut manquer d'avoir une influence marquée sur les parties atteintes de phlegmasies chroniques ou de gonflements profonds, en facilitant le dégorgement des organes affectés.

Le *demi-bain*, employé quelquefois, se donne à une température assez élevée, 38° généralement; sa durée ne dépasse guère un quart d'heure.

Le demi-bain nous a rendu quelques services dans certains engorgements des organes abdominaux.

BAIN FERRO-ARSENICAL (Saint-Louis).

Le bain ferro-arsenical, composé avec l'eau de la source St-Louis, est donné tempéré et chaud : dans l'un et l'autre cas, ce bain est sédatif et tonique. Il est ordonné surtout aux malades délicats, à constitution nerveuse, et aux personnes débiles, épuisées par des maladies longues.

Au bain ferro-arsenical se rattachent naturellement les *boues ferro-arsenicales*, qui sont utilisées dans certaines maladies de la peau, contre lesquelles elles agissent efficacement, par leur contact prolongé. J'en ordonne l'application presque toujours pendant le sommeil.

Pour élargir et compléter son cercle thérapeutique, Vals possède aussi son traitement par l'*acide carbonique*.

Ce gaz, qui se dégage en si grande quantité de certaines sources bi-carbonatées, et à Vals, de la grande source *Alexandre*, est recueilli dans un gazomètre, pour être employé en inhalations, en douches et en bains.

En inhalations, il doit être mélangé d'air, d'une manière convenable pour ne pas causer d'accidents ; la proportion est de 2 à 4 parties d'acide carbonique, pour 96 à 98 d'air respirable. Ces inhalations modifient avantageusement les maladies de la gorge et du pharynx ; je les ai employées avec succès dans un cas de surdité. En douches et en bains, j'en ai tiré quelques avantages dans certaines affections de matrice.

Douches.

L'eau projetée sur la peau avec une certaine force constitue la *douche*. Pour comprendre les effets de la douche, il faut tenir compte de bien des éléments :

1° La percussion ;

2° La température de l'eau ;

3° La pression et la quantité de l'eau ;

4° Son élévation ;

5° Le *modus-faciendi* du doucheur.

La douche se donne tiède, tempérée ou froide.

La douche tiède et la douche tempérée sont calmantes ; elles doivent être de courte durée ; de 10 à 20 minutes au plus. La douche froide doit être bien plus courte encore, d'une demie à une minute. Elle est excitante et tonique : sous la douche froide, la peau se contracte et, avec elle, les muscles ; les vaisseaux se resserrent, et le sang reflue de la périphérie au centre ; mais bientôt une réaction franche se manifeste, avec chaleur et rougeur de la peau, surtout si, pendant et après la douche, on emploie un *massage* bien fait.

Il est souvent utile, avant et après la douche froide, de faire un peu d'exercice.

La douche est générale ou locale ; elle se prend en jet ou en arrosoir.

Prise ordinairement en jet, après quelques aspersions préalables, elle varie à l'infini, sous les doigts d'un bon doucheur..

La douche se prend presque toujours à la même température, du commencement à la fin ; toutefois, il est certaines circonstances où l'on promène alternativement sur le corps ou sur certaines de ses parties, un jet d'eau chaude, suivi d'un jet d'eau froide : ce mode de procédé constitue la *douche écossaise*. Dans ce cas, comme du reste avant et après la douche froide seule, il est bon de lancer, en terminant, un fort jet d'eau chaude sur les pieds.

Les douches locales se prennent communément à une température froide ou peu élevée, 28° d'ordinaire ; elles rendent de grands services dans les affections du petit bassin.

A Vals, les appareils pour douches locales laissent un peu à désirer.

Il existe à Vals deux établissements où l'on prend des bains et des douches : l'un possède 80 cabinets, l'autre 35. Les baignoires sont bien tenues ; les sexes sont séparés.

TROISIÈME PARTIE

Thérapeutique.

Après cet exposé des effets physiologiques des principes minéralisateurs contenus dans les eaux minérales de Vals, nous allons aborder la question clinique, et indiquer sommairement les affections qui sont traitées à cette station.

Nous commencerons par les *dyspepsies*, parce que près des deux tiers des malades qui viennent à Vals en sont atteints ; aussi Vals est-il, pour ainsi dire, synonyme de *dyspepsie*.

I. — DYSPEPSIES

Du temps de Broussais, toutes les souffrances de l'estomac étaient des *gastrites*, c'est-à-dire des inflammations. Le temps et la science ont démontré que cette doctrine était exagérée, car, les trois quarts du temps, les douleurs dont l'estomac est le siège ne sont pas des inflammations.

Après Broussais, les médecins, considérant la douleur de l'estomac comme une maladie, ne virent plus dans cet organe qu'une affection nerveuse; la *gastralgie* fit place à la gastrite.

De nos jours, toutes les souffrances de l'estomac, toutes les digestions laborieuses sont désignées sous le nom de *dyspepsie*, qui signifie difficulté de la digestion.

Cette définition est loin d'être parfaite assurément ; mais elle répond assez bien à l'idée générale que, malades et médecins, se font de la dypepsie. Du reste, pour bien poser et éclairer cette question, pour bien établir la doctrine nouvelle, je ne puis mieux faire que de citer un passage de l'ouvrage considérable que vient de publier le professeur Sée sur les *dyspepsies*.

« On a jusqu'ici manqué de précision, dit-il, en n'étudiant que la dyspepsie gastrique ; il n'y a pas qu'une seule digestion ; outre celle qui se passe dans l'estomac, il faut désormais admettre une digestion intestinale, pancréatique, biliaire, par conséquent autant de dyspepsies ; c'est la seule manière de comprendre des déviations fonctionnelles des quatre organes qui composent l'appareil digestif, lequel ne saurait être scindé, morcelé, sans de graves préjudices pour l'étude de la clinique interprétée par la physiologie. On a aussi manqué de clarté en comprenant sous le nom de dyspepsies tous les troubles fonctionnels de l'estomac, tels que la gastralgie, les tympanites, les vomissements, quelles que fussent leur cause, leur origine ; c'était constituer sous la forme d'un chapitre de séméiologie, une dyspepsie abstraite, je dirai presque, générale.

« Enfin, on a consacré une hérésie pathologique,

en confondant la dyspepsie avec la gastrique
simple ou catarrhale; ce dogme de la vieille gastrite, professé avec enthousiasme en Allemagne,
et récemment en France, constitue un vrai *delenda
Carthago* de tous les genres de dyspepsie. Toutes ces
erreurs, ces obscurités, ces imperfections tiennent
à une seule raison ; on a oublié que les digestions,
sont avant tout des opérations chimiques, et qu'il
ne saurait, par conséquent, y avoir que des
dyspepsies de même ordre, quel que soit l'organe
ou le suc digéstif en défaut.

« Les autres propriétés des organes digestifs, à
savoir la motricité, l'innervation, ne sont que des
moyens auxiliaires de la digestion, et quand même
elles subiraient la plus grave atteinte, il ne saurait
en résulter une véritable dyspepsie. La même ré-
flexion s'applique à la faculté d'absorption, qui est,
pour ainsi dire, le corollaire de l'opération digestive, mais n'en fait pas partie intégrante.

« Les organes digestifs ne valent que par leur
sécrétion, et celle-ci ne doit son pouvoir qu'aux fer-
ments digestifs destinés à transformer les quatre
grandes classes d'aliments, les matières albuminoïdes, les graisses, les fécules, les sucres.

« Ainsi la salive, par le ferment appelé ptyaline,
dédouble les fécules en dextrine et en sucre.

« Le suc gastrique, par sa pepsine acidifiée,
dissout, dissocie les aliments albuminoïdes, et les
métamorphose en une substance appelée *peptone*,
qui seule se prête à l'absorption, à l'assimilation.

« Le suc intestinal remplit les mêmes fonctions,

6.

mais à un moindre degré ; il convertit en outre tous les sucres en glycose assimilable.

« La bile émulsionne les graisses, et en facilite la pénétration à travers les villosités de l'intestin.

« Enfin le suc pancréatique a un triple pouvoir: comme l'estomac et l'intestin, il digère les albuminoïdes, mais dans un milieu alcalin ; comme la bile, il transforme les graisses, et de même que la salive, il agit sur les matières féculentes. Le pancréas est là pour achever l'œuvre des autres organes ; c'est une succursale à tous.

« Il existe donc entre les divers membres de la corporation digestive, une véritable solidarité qui, loin de se démentir dans les plus graves circonstances, assure au contraire, alors plus que jamais, l'intégrité de la grande fonction de nutrition.

« Chacun d'eux peut subir ainsi de graves avaries, sans que la vie en soit compromise; les altérations du suc gastrique sont mieux connues ; mais on ne saurait nier l'influence désastreuse des lésions du foie, ou des pancréas, ou de l'intestin, sur la fonction de leurs sécrétions respectives.

« Le suc gastrique se compose surtout de pepsine et d'acide chlorhydrique, unis en proportions définies ; si la pepsine est moins énergique, ou moins libre, si le suc gastrique est mêlé avec des produits sécrétés en excès, comme le mucus, si l'action du liquide digestif est entravée par un trop plein de produits alimentaires transformés en peptones, comme on l'observe à la suite des abus de régime, si au contraire l'inanition frappe de déché-

ance les tissus sécrétoires, si enfin une ou plusieurs
de ces conditions nouvelles, anormales, viennent
à se produire, il y a dyspepsie d'ordre chimique,
il n'y en a pas d'autres.

« Ainsi, dans tous les cas, pour constituer une
dyspepsie gastrique, ou intestinale, le trouble chimique est la condition *sine qua non*; c'est la lésion primordiale, inéluctable, qui peut grouper
autour d'elle et la douleur et la tympanite, et même
les vomissements; ce sont là des phénomènes
accidentels, *épisodiques* de la dyspepsie; elle peut
encore provoquer des troubles nerveux, des vertiges, de la tristesse, des palpitations, la dénutrition;
ce sont là des effets *secondaires*, des suites de la
mauvaise digestion; ils ne sont pas inhérents à la
dyspepsie.

« Ainsi constituée, la dyspepsie n'exclut nullement la participation des éléments histologiques;
mais celle-ci n'est ni nécessaire, ni directe; la dyspepsie peut se passer de lésions anatomiques, et,
lorsqu'elles existent, elles n'agissent qu'en com-
promettant l'intégrité de la sécrétion, ou la constitution du suc gastrique; ainsi, à la suite des altérations dégénératives ou atrophiantes des glandes
à pepsine, la pepsine peut diminuer de quantité ou
s'altérer; dans l'inflammation catarrhale de la
muqueuse, il se produit une quantité excessive de
mucus qui, par son immixtion au suc gastrique,
peut en altérer les propriétés digestives; dans ces
processus morbides, la lésion n'est que le *substra-
tum* anatomique de la dyspepsie, qui n'en est pas

moins et uniquement de l'ordre chimique ; en un mot, il n'y a pas de catarrhe muqueux sans dyspepsie ; il y a des dyspepsies sans catarrhe.

« Pour être logique, la doctrine anatomique de la dyspepsie devrait comprendre, non seulement toutes les altérations dyspeptogènes, mais toutes les lésions, toutes les dégénérations quelconques de l'estomac ; c'est ce qu'on a tenté d'établir récemment, en admettant pour les ulcères, les cancers, et pour tout ce qui concerne l'estomac malade, la descendance directe de la gastrite, qui est elle-même, dit-on, la seule, la vraie dyspepsie ; c'est une manière de simplifier la pathologie; on la supprime.

Comme ce n'est pas mon dessein, je circonscris le sujet, ainsi que l'exige la rigueur scientifique, et je résume la définition : les dyspepsies gastro-intestinales sont des opérations chimiques défectueuses. »

Conformément à ces principes, l'auteur, suivant les perturbations survenues dans les sécrétions de l'estomac, du foie, du pancréas ou des glandes intestinales, admet des dyspepsies gastriques, des dyspepsies biliaires, des dyspepsies pancréatiques, et des dyspepsies intestinales, abstraction faite de l'étiologie constitutionnelle.

Autour de la dyspepsie, on a voulu faire pivoter tout un cadre nosologique ; on a divisé les

$$\textit{dyspepsies, en} \begin{cases} \text{essentielles,} \\ \text{sympathiques,} \\ \text{symptomatiques.} \end{cases}$$

Beau a trop élargi le cadre des dyspepsies, en

ce sens qu'il les considère comme le point de départ d'une foule de maladies.

Beau a divisé les phénomènes auxquels la dyspepsie peut donner lieu :

1° En troubles primitifs locaux en rapport avec l'estomac ;

2° En phénomènes secondaires, qu'il a subdivisés encore en névropathiques et en hémopathiques ;

3° Enfin, en phénomènes tertiaires.

Les troubles primitifs locaux peuvent consister dans les modifications de la soif et de la faim, telles que chez les uns, la soif, par exemple, est augmentée, tandis que chez d'autres elle disparaît plus ou moins complètement ; telles aussi pour la faim, qui, chez certains malades, est exagérée au point de devenir une boulimie véritable, tandis que d'autres éprouvent une telle répugnance qu'ils arriveraient à se laisser mourir d'inanition. Ceci se remarque surtout chez les jeunes filles, où la maladie devient une véritable vésanie.

C'est ainsi que les malades éprouvent en mangeant, les uns, un bien-être plus ou moins grand, un soulagement à leur douleur ; les autres, de la pesanteur, une sensation de chaleur, de brûlure même, dans l'estomac, s'étendant parfois jusqu'à l'œsophage, sensation à laquelle on a donné le nom de *pyrosis*.

Chez d'autres, les troubles digestifs sont caractérisés par des éructations s'accompagnant ou non du rejet de matières alimentaires ou aqueuses,

inodores ou non ; chez d'autres encore, le vomissement est le symptôme principal de la maladie stomacale. Ces malades vomissent tous les aliments,
ou bien seulement certains d'entre eux, tandis que
l'estomac conserve le reste ; ou bien encore ils ne
rejettent que des matières filantes, des mucosités,
l'estomac semblant faire acte de sélection dans les
matières rejetées.

Ces phénomènes gastriques peuvent s'accompa-
gner de diarrhée ou de constipation.

Quant aux phénomènes secondaires, névropathiques ou hémopathiques, les accidents névropathiques se manifestent du côté du centre nerveux,
par l'extension de la lésion nerveuse au système
général. Ainsi, la névralgie intercostale s'explique
par la propagation de l'altération des nerfs de l'estomac au plexus solaire, où ils rencontrent l'extrémité des nerfs intercostaux, qui s'affectent ainsi à
leur tour. De même, les communications du plexus
solaire avec les filets du pneumo-gastrique pro-
pagent, dans toutes les régions dépendantes de ce
dernier, les accidents nerveux ; de là, la boule
hystérique, la dyspnée, une angine de poitrine
spéciale, s'irradiant vers l'épaule gauche.

Les vertiges, les syncopes, sont aussi le résultat
de la propagation de la névrose stomacale au
pneumo-gastrique.

Par le grand sympathique, vous avez la mélan-
colie, l'hypocondrie, les palpitations, la dyspnée.
Mais les palpitations et la dyspnée peuvent être
aussi le résultat, en dehors des plexus cardiaques

atteints par propagation, de la distension de l'estomac par des gaz qui, relevant le diaphragme,
refoulent le cœur et le déplacent.

Les phénomènes hémopathiques sont caractérisés
par une altération due à une mauvaise alimentation,
à une assimilation insuffisante ; le sang devient
pauvre en globules et en albumine, et, les pertes de
chaque jour étant incomplètement réparées par une
nutrition défectueuse, il s'ensuit une anémie plus
ou moins grande, une faiblesse progressive, de
l'amaigrissement, des hydropisies dues à la diminution de l'albumine, sans cependant qu'il existe
d'albuminurie, etc.

Quant aux accidents tertiaires, ils ne surviennent
que chez les individus atteints de névrose stomacale depuis plusieurs années ; ce serait la tuberculose, le cancer, la folie, ainsi que certaines
affections organiques.

C'est aller trop loin dans cette voie ; si, pour la
tuberculose, le fait existe, on ne doit l'admettre
que comme étant le résultat d'une débilité profonde, chez des sujets antérieurement ou hérédi-
tairement prédisposés. Mais, pour les autres affections, on doit le repousser presque complètement.

D'après ce qui précède, les symptômes ordinaires de la dyspepsie sont habituellement une douleur plus ou moins vive au creux épigastrique,
douleur soit spontanée, soit éveillée ou exagérée
par la pression.

On éprouve du malaise, de la pesanteur, du gonflement à l'estomac, après les repas. Il se mani-

feste des éructations inodores ou des régurgitations acides, des borborygmes, de l'insomnie ; bouche mauvaise, inappétence, quelquefois nausées et vomissements ; des crampes avec sensation de brûlure.

Ces symptômes s'accompagnent souvent de douleurs dans le dos, entre les épaules, vers la colonne vertébrale et les reins, au point de rendre la marche quelquefois très pénible.

Il n'est pas rare qu'en se levant on ne rende un liquide filant.

Le caractère devient ensuite de plus en plus impressionnable, irritable même ; assez souvent, on rencontre chez des malades la mémoire qui faiblit. De plus, le caractère s'assombrit, les nuits sont agitées par des rêves effrayants, des cauchemars, etc.

D'une extrême fréquence, la dyspepsie est le plus souvent causée par suite d'une opération chimique défectueuse, par des troubles fonctionnels de l'estomac. Essentiellement chronique, et toujours fort longue, la dyspepsie peut engendrer consécutivement des altérations organiques de l'appareil digestif, telles que la dilatation de l'estomac, l'atrophie des glandes à pepsine, l'inflammation catarrhale de la muqueuse. Ces divers processus morbides entravent la digestion, et l'on comprend que, dès l'instant qu'une fonction aussi importante est troublée, les échanges organiques s'en ressentent, et le malade peut tomber dans le marasme, par défaut de nutrition.

La dyspepsie gastrique, de beaucoup la plus fré
quente, a toujours pour cause essentielle une altération des sécrétions, souvent compliquée d'atonie
musculaire ; dès lors, les aliments séjournent trop
longtemps dans l'estomac, sans subir le travail de
chymification nécessaire à l'absorption, ce qui explique la sensation de pesanteur épigastrique, la
flatulence, les nausées et même les vomissements
et la diarrhée.

La dypepsie, presque toujours la même en apparence, est souvent différente dans ses causes, ses
formes, sa marche, ses variétés nombreuses, ses
complications et les états organopathiques qui peuvent se grouper autour d'elle.

De cette diversité d'aspect doivent résulter des
indications spéciales d'hygiène et de thérapeutique.
L'eau de Vals convient admirablement à presque
toutes les dyspepsies.

D'un autre côté les dyspepsies ont des caractères
communs et des caractères distinctifs, suivant le
siège, les manifestations, le développement et la
manière différente dont évoluent les symptômes.

Lorsque la dypepsie est liée à une affection constitutionnelle, elle présente, comme toutes les maladies chroniques en général, les caractères de
maladie éminemment lente dans sa marche.

Dans les dyspepsies, il est nécessaire d'arriver à
un diagnostic exact et précis, pour pouvoir ordonner un traitement rationnel par les eaux de Vals.

On doit s'informer de l'âge, du sexe, de la pro-
fession, de la date du début des accidents, pour sa-

voir si l'on a à traiter une maladie chronique: on fait parler le malade, puis on recueille les indications nécessaires pour asseoir son diagnostic.

On examine les organes auxquels se rapportent les symptômes qu'accuse le malade.

On doit s'enquérir du passé, des affections antérieures, des récidives. En résumé, on cherche trois ordres de faits: 1° les symptômes dont le malade a conscience ; 2° les signes physiques ; 3° les circonstances accessoires ou commémoratives.

Le médecin hydrologue doit avant tout préciser les indications ; ne pas traiter des dyspepsiques au Mont-Dore, et des phtisiques à Vals ; il doit, par des faits bien présentés, s'attacher à démontrer l'efficacité de telle ou telle source, dans telle ou telle affection. A Vals, où les sources sont nombreuses, on s'adresse aux groupes des sources faibles, ou moyennes ou fortes ; encore est-il, parmi ces groupes, certaines sources qui sont mieux tolérées ou qui produisent des effets plus marqués.

On parle toujours de la dyspepsie, d'une manière générale : tenant compte de la composition chimique des aliments, et des fonctions des divers organes qui en accomplissent la digestion, on est arrivé à des procédés d'analyse qui lèvent tous les doutes à cet égard ; toutefois, il n'est pas rare de voir des aliments qui devraient troubler la digestion et amener un malaise, se digérer fort bien ; ainsi, il est des estomacs qui digèrent facilement des radis et des concombres, et qui ne peuvent digérer des purées ou des herbes cuites ; tels autres, des poissons et pas de viande; tels autres, un morceau de telle viande, sans pouvoir digérer les autres. Ce sont de ces antipathies d'estomac qui se produisent suivant l'âge, les tempéraments, etc. Combien d'aliments agréables au goût ne sont-ils pas rejetés par l'estomac !

C'est assez dire que l'âge, le sexe, le tempérament, les habitudes, certaines diathèses, sont autant de causes qui peuvent influer sur le développement et la marche des troubles digestifs.

La dyspepsie peut se compliquer de gastralgie : ces deux affections sont l'une et l'autre tributaires des eaux de Vals ; le médecin, suivant les symptômes et leurs relations, saura tirer parti des indications thérapeutiques qui se rapportent à chacune d'elles.

La dyspepsie est très souvent liée à une affection du foie ; dans cette espèce, il y a ordinairement lithiase biliaire ; les symptômes sont une douleur plus ou moins vive, occupant l'épigastre, l'hypocondre droit, avec irradiations au sein, chez la femme ; à l'épaule, chez l'homme ; quelquefois tout le côté droit est douloureux.

La dyspepsie hépatique a presque toujours pour cause la rétention de la bile, par suite de congestion du foie. Ici, les eaux de Vals réussissent toujours, en agissant sur le foie et en portant son action sur l'estomac.

Chez les enfants des grandes villes, si souvent dyspepsiques, on remarque un teint subictérique, d'un pâle jaunâtre, indice d'une congestion du foie

compliquant la dyspepsie. « Chez ceux-là, dit le
Dr J. Simon, médecin à l'hôpital des Enfants-Ma-
lades de Paris, vous aurez recours à une médication altérante, aux eaux alcalines de Vals, notamment à la source St-Jean. »

Chez certains dyspepsiques, à la fois gastralgiques et hypocondriaques, on rencontre, ainsi que
l'a signalé le premier le Dr Trastour (de Nantes),
quelquefois une dilatation passive et latente de l'S
iliaque ; ce sont généralement des malades que
leurs professions forcent à rester toujours debout
et vaquant à leurs affaires dans des comptoirs ou
le commerce.

Ces malades se plaignent toujours, et toujours
sont inquiets : ils sont oppressés, essoufflés, fatigués à la moindre marche, transpirant au moindre
effort. Ils se plaignent de palpitations, de douleurs
précordiales, de maux de tête, de vertiges ; le
moindre travail intellectuel les fatigue ; parfois
même ils sont tourmentés d'idées noires et dérai-
sonnables. Ces malades sont presque toujours névropathes.

Les eaux magnésiennes, la *Précieuse*, l'*Impératrice*, la *Dominique* et la *St-Louis*, l'hydrothérapie jointe aux lavements froids et à des pressions
bien dirigées et méthodiquement faites, donnent
de la tonicité aux fibres musculaires, et guérissent,
en désobstruant, et en empêchant un nouvel en-
combrement.

M. le Dr Leven nous a fait connaître les phénomènes nerveux qui se produisent sous l'influence

de la dyspepsie; il les rattache à des troubles de sensibilité, troubles de motilité, troubles des facultés cérébrales, y compris certaines crises nerveuses qui, jusqu'alors, ont été confondues avec les crises de l'hystérie.

L'hyperesthésie, que l'on regardait comme un phénomène constant de l'hystérie, appartient bien plutôt à la dyspepsie, si fréquente chez les hystériques.

Cette névrose, et la dyspepsie qui l'accompagne, débutent chez la femme à l'époque de la puberté, et après l'âge de trente ans.

Cette hyperesthésie prend le côté gauche, les muscles intercostaux; le dos, du côté gauche de la colonne vertébrale, est douloureux à la pression. Quelquefois la sensibilité est si intense qu'elle détermine de vraies crises qui arrachent des cris au malade.

Cette hyperesthésie se rencontre quelquefois à droite.

Lorsque la dyspepsie est très violente, l'hyperesthésie se déclare souvent à droite et à gauche, avec prédominance toujours d'un côté, ordinairement le gauche. Si ce côté est anesthésié, la douleur existe au dos et sur le thorax du même côté; si c'est à droite, la douleur existera au creux de l'estomac et sur le thorax droit. De là, cette conclusion clinique, c'est que l'anesthésie est le fait de l'hystérie, tandis que l'hyperesthésie n'est liée qu'à la dyspepsie.

Ce phénomène (hyperesthésie) est plus commun chez l'homme que chez la femme.

Le système nerveux sensitif n'est pas seul troublé; l'excitation se porte aussi sur les vaso-moteurs, ainsi qu'on peut le constater par la température qui, étant prise à gauche et à droite, est supérieure ordinairement de plusieurs degrés à droite, différence qui s'explique par la constriction des vaso-moteurs à gauche, siège de l'hyperesthésie.

La dyspepsie provoque donc deux espèces de douleurs : des douleurs locales, siégeant au creux épigastrique, et des douleurs périphériques. On peut les rencontrer ensemble ou bien isolément. Ces phénomènes nerveux s'observent à tout âge, chez les enfants, les adultes, les vieillards, chez les hommes, aussi bien que chez les femmes, quel que soit leur tempérament.

On a cherché à rattacher ces phénomènes à diverses diathèses, à certaines constitutions; mais le point important pour le médecin, et qui est pour lui du plus grand intérêt, c'est la connaissance exacte de leur cause.

On a noté, et le Dr Pommay a surtout fait un bon travail sur cette question, que l'épilepsie est quelquefois le résultat de troubles gastriques.

Les conclusions sont : 1° que les troubles de la digestion peuvent produire des symptômes nerveux divers, dus, soit à la paralysie, soit à l'excitation du nerf vague :

2° Les phénomènes sont d'origine réflexe et se passent tout entiers dans la sphère du nerf vague (irritation de ses rameaux sensitifs gastriques, excitation ou paralysie réflexe de ses rameaux cardiaques).

3° Les phénomènes d'excitation se traduisent par des attaques épileptiques ; les phénomènes paralytiques, par des crises cardiaques (battements précipités du cœur et arrhytmies).

4° L'âge et la condition de santé du sujet paraissent être pour quelque chose dans le mode de réponse à l'irritation.

5° L'épilepsie gastrique diffère des autres épilepsies par :

a) La cause, écarts de régime ;

b) Les symptômes, c'est-à-dire les vomissements alimentaires ajoutés aux symptômes ordinaires de l'attaque ;

c) Les suites, embarras gastriques.

J'ai insisté spécialement sur tous ces phénomènes nerveux et leur relation, parce qu'ils se rencontrent à chaque instant dans les affections de l'estomac traitées à Vals ; il faut en conclure que c'est dans l'estomac qu'il faut aller chercher la cause de bien des phénomènes nerveux, et que, le trouble de l'estomac disparu, ces phénomènes cessent.

Il m'est arrivé de rencontrer à Vals une affection assez singulière, à laquelle je donne le nom de dyspepsie *diphtéritique*.

Une dame des Charentes m'est adressée par le Dr Pouvreau, avec ces indications :

Il y a 20 ans, Mme X... me consulta pour un défaut d'appétit qui, me dit-elle, durait depuis longtemps, et avait résisté à tous les traitements ; on lui avait ordonné le sirop de pepsine, et elle s'en était trouvée fort bien. Mais depuis 13 ans, époque de son dernier accouchement, j'avais observé chez Mme X... cette singulière particularité, c'est qu'à certaines époques, et pendant un temps qui se prolongeait parfois plusieurs mois, le tube digestif, la bouche, la langue, l'œsophage étaient le siège d'une vraie diphtérie, se couvraient de fausses membranes, se dépouillaient, et faisaient éprouver à cette dame une sensation fort désagréable. Pendant ce laps de temps, il lui était impossible de rien avaler, pain ou autres aliments. Tantôt des œufs frais, tantôt du lait, telle était sa seule nourriture.

Puis cela passait ; l'appétit revenait assez bien ; alors le tube digestif reprenait sa coloration normale.

Enfin, il y a quelques années, il se déclara sur l'articulation du poignet et surtout sur celles des doigts, des traces de dépôts tophacés, qui depuis ont disparu.

Cette malade fut soumise aux alcalins, qui lui procurèrent du soulagement.

Depuis, le Dr Guéneau de Mussy lui indiqua la liqueur de Fowler belladonée, les bains arsenicosodiques ; elle s'en trouva également bien. Mais toujours fatiguée par le retour de son affection, surtout la goutteuse ; après avoir, toute sa vie, parcouru un grand nombre de stations balnéaires, sans en éprouver une grande efficacité, elle se décida à aller demander à Vals sa guérison, si faire se pouvait.

Mme X... arrive le 5 juin, assez bien portante. Je lui ordonne une eau alcaline faible, et chaque jour un grand bain alcalin. Elle se trouve bien de cette médication, jusqu'au 10. « Je vais avoir, me dit-elle ce jour-là, ma crise, (c'est ainsi qu'elle appelait ses accès), parce que j'éprouve des symptômes qui la précèdent toujours, et qui ne font jamais défaut » ; ce sont des bouffées de chaleur à la face, et sur toute la surface du corps, avec raideur et douleur dans les muscles masseters, et les articulations du maxillaire.

En effet, le lendemain 11, il y avait quelques ulcérations au côté droit de la langue ; le soir, le voile du palais, la gorge et l'arrière-gorge étaient rouges, presque lie de vin ; le 12, fausses membranes sur les ulcérations de la langue et sur les parties envahies la veille. Mme X... ne peut prendre qu'un peu de lait comme nourriture. Elle se plaint surtout de sa langue, et d'une sensation de brûlure qui, partant de la bouche, descend jusque dans l'estomac. Le creux épigastrique est surtout le siège du mal ; la pression augmente la douleur. Il existe aussi des aigreurs qui font beaucoup souffrir.

J'ordonne très souvent des gargarismes avec la *Précieuse* et, dans la journée quelques verrées de la *Saint-Jean*, à prendre par quart de verre.

Cet état dure jusqu'au 17 : la langue commence à se dépouiller, ainsi que le voile du palais ; les ulcérations sont à nu et superficielles ; la réparation de la muqueuse est déjà sensible. Le 22, le mieux s'est accentué, les aigreurs ont disparu.

Le 24, la langue est belle, seulement Mme X...
éprouve un violent point névralgique intercostal
gauche ; rien au cœur. Mme X... commence à faire
usage d'une nourriture plus substantielle.

Chose curieuse : au dire de la malade, lorsque
la langue est nette, il y a toujours répercussion,
soit sur les articulations, soit sur le système nerveux.

Ces symptômes sont-ils causes ou effets ? Quelle
relation y a-t-il entre cette diphtérie et l'arthritisme ?

Quoi qu'il en soit, voici ce que j'écrivais au
Dr Pouvreau, le 30, lors du départ de cette dame :

« Cette affection est bien intéressante au point de
vue médical, surtout par sa répercussion de temps
à autre sur la muqueuse linguale, et probablement
stomacale ; car si, à ce moment, Mme X.. prend quelques aliments, même légers, elle éprouve aussitôt
au creux épigastrique une sensation de brûlure avec
aigreurs. Cette dyspepsie diphthéritique, liée à un
arthritisme chronique n'est-elle que l'expression
symptomatique d'une même diathèse, s'inscrivant
sur des appareils organiques différents ? C'est ce
que l'avenir et l'observation peuvent seuls nous
révéler.

Quoi qu'il en soit, j'ai la conviction profonde que
les eaux de Vals, après quelques années, modifie-
ront profondément, si elles ne la font disparaître,
cette dyspepsie singulière.

Cette affection, guérie ou modifiée du moins,
l'arthritisme sera-t-il à son tour amendé et modifié ?
Je le crois.

Cette première saison a été entravée par cette répercussion qui a duré une huitaine de jours, et pendant laquelle Mme X... n'a presque pas suivi de traitement minéral.

Aujourd'hui elle va aussi bien que possible, et j'aime à croire que la campagne et le repos amèneront chez elle une grande amélioration. »

Après ces observations, et tout en tenant compte du traitement rationnel des dyspepsies et de l'action de certains médicaments sur les organes, nous dirons que de toutes les médications employées contre elles, les eaux de Vals tiennent sans contredit le premier rang, et réussissent presque toujours à faire disparaître ces affections et les maladies qui y sont liées, vertige stomacal, migraine, chloroanémie, vomissements : les rhumatisants et les goutteux, qui digèrent souvent avec beaucoup de difficulté, voient leurs fonctions digestives se rétablir après quelques jours de traitement.

Les enfants eux-mêmes et les adolescents retirent de ces eaux de grands bénéfices.

Chez les enfants dont la dyspepsie est issue d'une surcharge de l'estomac par des aliments difficiles à digérer, et mal appropriés, condition qui se réalise plus particulièrement dans l'élevage artificiel des enfants, on doit diminuer et régulariser le régime d'abord, puis neutraliser l'excès d'acide par les alcalins des eaux de Vals. Les eaux faibles, *Marie*, *Impératrice*, *Saint-Jean*, *Pauline*, *Vivaraise*, conviennent bien et sont très efficaces ; d'autres fois les eaux fortes, mais à faibles doses, réussissent mieux ; dans ces cas, la *Vivaraise 3*, la *Précieuse*, la *Souveraine*, etc., sont toutes désignées.

Il m'est arrivé de rencontrer chez certains dyspepsiques des complications du côté des bronches avec mucosités adhérentes.

C'est alors que les eaux alcalines fortes, répondant très bien ici aux indications thérapeutiques, m'ont rendu de grands services.

La première condition dans le traitement des dyspepsies est de calmer les douleurs et de faire manger et digérer surtout ; or, on sait que chaque organe digestif a son rôle déterminé ; l'estomac, le foie, le pancréas, l'intestin grêle, ont sur les aliments une action chimique ; aussi, comme le prouve d'un bout à l'autre le remarquable ouvrage de M. le professeur Sée, le trouble chimique est la première cause des dyspepsies ; la douleur, les vomissements, la tympanite ne sont que des phénomènes accidentels ; de même que les troubles nerveux ne sont que des effets secondaires.

Le traitement doit reposer sur ces données, et comme c'est la cause qu'il faut surtout combattre, on ne peut mieux s'adresser qu'aux eaux de Vals qui, par leurs propriétés et leur riche minéralisation, remplissent très bien cet effet.

Les effets du traitement à Vals se manifestent, après un certain temps, par le changement que l'on remarque dans la coloration du visage et des joues ; on voit le teint s'animer chaque jour, et chaque jour aussi on peut suivre les progrès que fait la reconstitution de l'organisme.

Presque toujours, au début de la cure, l'ingestion de l'eau se traduit par une sensation de bien-être qui réveille l'appétit, et rend les digestions plus faciles et moins laborieuses.

Les eaux de Vals réussissent surtout dans cette forme de dyspepsie qui a pour cause un défaut d'énergie dans les fibres musculaires de l'estomac, et cette hypersécrétion de l'organe que l'on a désignée sous le nom de catarrhe de l'estomac.

L'absorption et l'assimilation des eaux de Vals ont pour effets de raffermir les tissus et d'augmenter les forces.

Voici un autre effet de l'eau de Vals : Une fois tombée dans l'estomac et rapidement absorbée, l'eau de Vals laisse cet organe éveillé pour le travail de la digestion, sans rien trouver devant soi à digérer ; de là cette sensation de la faim, qui se manifeste presque toujours dès les premiers jours d'une saison à Vals.

Cette propriété ne peut manquer d'être utilisée : comme il faut avant tout nourrir le malade, les eaux de Vals font disparaître, comme par enchantement, le malaise général qu'amène toujours à sa suite une nutrition vicieuse et incomplète.

Après quelques jours de la médication par les eaux de Vals, l'appétit renaît, la digestion se fait, les forces reviennent, la douleur disparaît avec les symptômes qui l'accompagnaient, et après une saison passée à Vals, la dyspepsie est, sinon guérie, du moins fortement améliorée.

A Vals, on guérit presque toujours les dyspepsies

6.

essentielles, et souvent les dyspepsies symptomatiques ou sympathiques.

L'eau de Vals passe rapidement dans le torrent circulatoire, sans produire aucune irritation sur la muqueuse stomacale ; elle produit, au contraire, des effets rafraîchissants et désaltérants, active les sécrétions de l'estomac et des intestins ; par ce fait, elle accroît les contractions péristaltiques de ces organes, et facilite les digestions.

L'hydrothérapie se combine très bien avec les eaux de Vals ; elle vient à leur aide, dans certains cas, d'une manière merveilleuse ; c'est ainsi que les douches, augmentant la contractilité musculaire, sont très utiles dans le traitement des dyspepsies avec tympanite.

Les bains alcalins, les bains Saint-Louis sont aussi très utiles et rendent de grands services dans le traitement des dyspepsies : leur durée doit varier suivant les malades et les constitutions.

Dans les dyspepsies, l'essentiel, et ce que l'on doit surtout avoir en vue, c'est l'absorption ; pour la favoriser, les eaux de Vals sont tout indiquées.

M. C..., 45 ans, négociant, éprouve depuis deux ans une forte douleur à la région épigastrique ; les digestions ne se font pas bien ; elles sont longues à s'effectuer ; langue chargée, facies anxieux et triste, résultant de son affection.

Je lui ordonne les eaux faibles et magnésiennes de la source *Impératrice* (six verrées, quatre le matin et deux le soir), avec un bain alcalin chaque jour comme adjuvant ; après huit jours, ce malade va mieux, sans être encore guéri ; l'estomac est moins douloureux, surtout à la pression.

Au quinzième jour de ce traitement, le malade se trouve bien ; toutes les douleurs ont disparu ; l'estomac n'est plus douloureux ; la langue n'est plus chargée ; cet homme est heureux, il digère bien.

Après vingt et un jours de traitement, M. C... part guéri et satisfait des eaux de Vals.

M. X..., rentier, 60 ans, se plaint de maux d'estomac ; il éprouve à la région épigastrique une douleur que la pression rend plus vive. Cette douleur s'irradie dans le dos, entre les épaules et vers les reins : il a des nausées sans vomissements ; après ses repas, il a des éructations acides, et la bouche mauvaise ; il ressent comme un poids au creux épigastrique.

Le matin, il rend un liquide filant, sa pituite, comme il l'appelle.

Quelquefois il éprouve de l'oppression ; sa poitrine est serrée, dit-il, comme dans un étau ; cependant, à l'auscultation et à la percussion, on ne trouve rien aux poumons ni au cœur. Ces symptômes l'inquiètent ; il devient irritable ; son caractère, très doux d'ordinaire, change et s'aigrit ; il devient hypocondriaque ; il croit qu'il mourra de ses affections ; ses nuits sont agitées avec des rêves affreux, etc.

Je lui fais prendre le matin quatre verres de la *Marie*, le soir deux verres de la *Saint-Jean*, avec bain alcalin d'une heure chaque jour.

Après dix jours de ce traitement, ce malade va beaucoup mieux ; je lui prescris alors le matin quatre verres de la *Précieuse*, et le soir trois verres de la *Vivaraise n° 5*, remplaçant le bain par une douche froide.

Après vingt-cinq jours de traitement, M. X... partait guéri.

Pendant le traitement que l'on suit à Vals, il arrive presque toujours que l'on prescrit aux repas une eau de table : ce que l'on nomme eaux de table, à Vals, ce sont toutes les eaux faibles contenant de fortes proportions d'acide carbonique et de petites quantités de bicarbonate de soude et de sels médicamenteux : ces deux conditions les rendent très utiles pour la santé, en favorisant la digestion.

Toutes les eaux de table de Vals sont des eaux alcalines faibles, rendues très digestives par la grande proportion d'acide carbonique qu'elles contiennent ; aussi jouissent-elles d'une réputation méritée, lorsque les dyspeptiques ne peuvent venir boire les eaux aux sources mêmes.

Si l'on a à traiter des accidents nerveux consécutifs à des troubles intestinaux, la médication varie.

A la suite de chagrins, une jeune femme perd l'appétit ; ses tissus se décolorent, une diarrhée se déclare ; puis, à l'hydrémie succède une violente céphalalgie, qui éclate avec un nervosisme généralisé.

Avant d'attaquer les phénomènes nerveux, qui,

selon moi, sont le résultat de l'affection gastro-intestinale, je combats cette dernière par les eaux alcalines et les bains alcalins, qui ramènent les contractions musculaires de ces organes ; la malade va bien mieux de ce côté, et les phénomènes nerveux commencent à disparaître. J'en détermine la disparition en ordonnant la *Dominique* et les douches froides, matin et soir, pendant quelques secondes.

Une demoiselle de dix-huit ans m'est adressée : sa faiblesse est extrême, elle peut à peine se tenir sur ses jambes.

Elle éprouve une douleur au creux épigastrique ; elle n'a pas d'appétit, et se plaint d'un peu de constipation ; il y a chez elle de la dyspnée, que n'expliquent ni la percussion ni l'auscultation.

Le teint est cachectique, la rate est hypertrophiée, sans fièvre le soir.

Je lui ordonne un traitement mixte. On appelle ainsi, à Vals, l'emploi simultané des eaux alcalines et des eaux ferro-arsenicales.

Ce traitement, secondé par les bains alcalins et les douches froides, a parfaitement réussi.

Telles sont, en résumé, la marche ordinaire du traitement des dyspepsies et les règles qui doivent présider à son application, sans tenir compte des conseils à donner aux malades pour maintenir la guérison.

II. — GASTRALGIE.

La gastralgie, qui accompagne très souvent la dyspepsie, est une affection très commune.

On a cherché à rattacher les symptômes de la gastralgie à la gastrite chronique, à l'ulcère simple de l'estomac ; d'autres médecins, et le professeur Sée est de ce nombre, ne voient dans la gastralgie qu'une atonie spasmodique de cet organe.

Nous ne voulons pas effacer cette maladie du cadre nosologique, parce que, aux yeux des malades et des médecins, la gastralgie porte avec elle une signification déterminée et bien précise.

Voici les principaux symptômes manifestés par les malades atteints de gastralgie : on commence par avoir des digestions mauvaises, avec éructations gazeuses après le repas, et en même temps, on éprouve une douleur vive, spontanée, rarement continue. Cette douleur n'est ni provoquée ni exagérée par la pression ; cette pression, faite avec la main entière, au creux épigastrique, soulage souvent. D'autres fois, ce soulagement s'opère lorsque le malade s'appuie fortement sur le bord d'un lit, le corps penché en avant.

Cette douleur se fait sentir dans les espaces intercostaux du côté gauche, et s'irradie soit transversalement au-dessous de l'appendice xiphoïde, donnant lieu à une sensation de constriction, de pesanteur d'estomac, de crampes, soit verticalement en remontant vers l'épaule.

Ces douleurs, qui reviennent par accès, se déclarent quelquefois avant le repas ; elles persistent, présentant les mêmes caractères. Les malades éprouvent alors des dégoûts pour les aliments ; il y a chez eux perte de l'appétit, éructations gazeuses fréquentes ; ils deviennent tristes, maigrissent, tremblent, et éprouvent quelquefois des syncopes qui durent quelques minutes, après lesquelles ils reviennent à eux.

D'autres fois, ils éprouvent, en marchant, des vertiges. Certains malades ont le bruit de glouglou des liquides, des rapports acides, âcres, nidoreux, et éprouvent une sensation de brûlure au creux épigastrique. Le hoquet se manifeste quelquefois ; les nausées et les vomissements sont extrêmement rares.

Dans la gastralgie, les douleurs s'expliquent par la compression des fibres nerveuses, pendant les contractions musculaires de l'estomac, ou bien par le tiraillement de ces mêmes filets nerveux, lorsque l'estomac est distendu par des gaz.

Cette distension de l'estomac ou météorisme, est encore un phénomène essentiel de la gastralgie.

Ce météorisme est le résultat d'air atmosphérique avalé pendant la déglutition, et de gaz de décomposition venant de l'estomac. Ce ballonnement de l'estomac augmente beaucoup la douleur, et explique, par le refoulement du diaphragme, la gêne respiratoire qu'éprouvent si fréquemment les malades atteints de gastralgie.

Chez certains malades, on rencontre de la constipation, des flatuosités ; chez d'autres, des coliques avec selles liquides. Il n'est pas rare de rencontrer aussi l'ictère. Les urines sont limpides, et quelquefois moins abondantes qu'auparavant.

Chez les malades nerveux et impressionnables, les nuits sont ordinairement mauvaises ; ils dorment mal ; chez eux quelquefois le moral se prend, et ils deviennent hypocondriaques.

Lorsque les malades accusent de la douleur et de la dyspnée, si vous examinez la poitrine, la percussion et l'auscultation ne vous donnent que des signes négatifs ; c'est une preuve que la douleur névralgique intercostale, avec les irradiations, n'est qu'un phénomène secondaire, lié à l'affection gastrique.

Nous avons dit que, sous l'influence de la douleur, certains malades tombent dans l'hypocondrie; cette hypocondrie est bien plus marquée chez les personnes des classes supérieures de la société.

Chez les personnes nerveuses, la gastralgie se complique souvent de dyspepsie.

L'anémie et la chlorose sont souvent des causes de gastralgie ; voilà pourquoi vous rencontrez souvent, chez certains malades, de la pâleur de la face, des palpitations, des névralgies, de la leucorrhée, etc.

Chez les personnes nerveuses et impressionnables, les eaux de Vals guérissent très bien les accidents actuels ; mais les phénomènes morbides reparaissent ordinairement au bout d'un temps plus ou moins long ; de là vient, pour ces malades, la nécessité de passer une saison à Vals presque tous les ans.

Les troubles digestifs, la sensation de pesanteur à l'estomac, la répugnance des aliments, la névralgie intercostale gauche, disparaissant ou diminuant par l'ingestion des aliments, sont pour ainsi dire des signes pathognomoniques de la gastralgie, et non d'une gastrite chronique ou de quelque ulcère de l'estomac ; car, dans ces affections, l'ingestion des aliments augmente constamment la douleur.

Les coliques hépatiques se présentent quelquefois avec tout le cortège symptomatique de la gastralgie, et restent pendant des années sans se manifester autrement ; c'est ce que le médecin ne devra pas perdre de vue.

Dans la gastralgie, la première indication est de calmer la douleur ; en second lieu, de faciliter la digestion et empêcher le développement de gaz.

Les alcalins remplissent admirablement ce but ; on y ajoutera, comme modification du système nerveux, l'hydrothérapie, et notamment les douches en pluie.

Les sources les plus employées contre les accidents gastralgiques sont la *Marie*, la *Saint-Jean*, la *Chloé*, la *Vivaraise* n° 3, la *Précieuse*, la *Camuse*, etc.

La source *Dominique* m'a rendu de grands services dans certaines gastralgies chlorotiques.

Le médecin doit aussi surveiller le régime : les repas doivent être éloignés, et la nourriture, adoucissante ou tonique, suivant qu'il y a irritation ou chlorose.

Il ne faut pas négliger non plus une eau de table pendant les repas ; les eaux de table de Vals, très gazeuses et chargées d'acide carbonique sont très utiles dans les gastralgies.

III. — GASTRITE.

La gastrite est une création de l'école physiologique : toute douleur de l'estomac, du temps de Broussais, était une gastrite. Depuis, cette affection a perdu presque tout son terrain ; mais s'ensuit-il que la gastrite chronique n'existe pas? Evidemment, non ; la gastrite existe, et ce que nous voyons à Vals se rapporte toujours à la gastrite chronique.

Le diagnostic est souvent bien difficile; mais la gastrite chronique sera facilement reconnue aux symptômes suivants : la gastrite chronique est ordinairement une complication d'une autre maladie ; les malades vomissent, à des intervalles très rapprochés, de la bile ou des aliments non élaborés ; l'estomac est douloureux à la pression, et les douleurs spontanées sont pour ainsi dire nulles.

La gastrite chronique ne succède pas toujours à la gastrite aiguë; elle débute quelquefois par une sensation douloureuse au creux de l'estomac, à laquelle souvent le malade fait peu attention; le médecin n'est consulté que lorsque des altérations organiques se manifestent. C'est alors que les digestions deviennent douloureuses, que les malades éprouvent des angoisses, un malaise épigastrique, des crampes d'estomac avec éructations inodores ou nidoreuses. Souvent les vomissements existent, mais ne sont que des matières bilieuses, liquides, filantes, âcres ; quelquefois il y a aussi des vomissements d'aliments.

Presque toujours il y a constipation : le malade se plaint de faiblesse ; ses jambes peuvent à peine le porter ; le facies prend une teinte ictérique, etc. La gastrite chronique prend alors le caractère ulcéreux.

Les eaux de Vals, contre la gastrite chronique, demandent beaucoup de précautions : il faut souvent tâtonner les susceptibilités de l'estomac ; tel supporte bien les eaux fortes à petites doses, tel ne peut digérer une goutte d'eau faible, et vice versa.

Ordinairement, on commence le traitement par les eaux faibles à petites doses, et encore doit-on les couper avec du lait ou du sirop. Je me suis très bien trouvé, dans cette affection, des bains alcalins prolongés, de deux à trois heures de durée.

La *Précieuse*, après quelque temps de repos, la saison terminée, m'a été aussi très utile pour consolider certaines guérisons.

IV. — Ulcère de l'estomac.

L'ulcère simple de l'estomac passe souvent ina-
perçu ; mais si la maladie cesse d'être latente, il y
a de la gastralgie, des digestions pénibles, des aigreurs, des nausées, des vomituritions, de l'hé-
matémèse et du melœna, et l'amaigrissement s'ensuit.

La gastrite ulcéreuse dure bien longtemps ; il
faut des mois, et souvent des années, pour guérir
ou mourir. L'ulcère de l'estomac prédispose au
cancer.

L'ulcère simple chronique de l'estomac peut devenir perforant et amener une péritonite, rapidement mortelle.

Cette affection se rencontre bien plus chez les
femmes que chez les hommes.

Les causes physiques et morales qui produisent
la gastrite chronique ont la même influence sur
l'ulcère : il y a identité de nature des hypertrophies
partielles mamelonnées de la muqueuse stomacale,
des abcès sous-muqueux et de l'ulcère simple ; ces
lésions appartiennent toutes aussi à la gastrite
chronique.

Les boissons alcooliques ont une influence réelle
sur le développement de l'ulcère de l'estomac ; cet
ulcère se remarque surtout chez les tourneurs en
porcelaine, les tailleurs de verre et les tailleurs de
meules.

Un des premiers symptômes est le vomissement qui se manifeste après chaque repas, souvent au bout de quelques minutes; ce vomissement s'accompagne ordinairement de douleurs intenses; d'autres fois, elles sont très vives. Ces douleurs sont à la fois xiphoïdiennes et dorsales ; elles s'étendent de l'épigastre au dos suivant une direction perpendiculaire à l'axe du corps; ces douleurs, s'irradiant de la région épigastrique d'avant en arrière, jusque vers la colonne vertébrale, sont au même niveau, sur la même ligne. Ces douleurs sont caractéristiques de l'ulcère simple.

Souvent il n'y a pas d'hématémèses au début ; mais elles se déclarent plus tard ; ces hématémèses ont des intermittences. Dans les cas chroniques, il y a altération de l'appétit, insuffisance de nutrition, amaigrissement.

Quant aux douleurs, elles augmentent chaque jour d'intensité. Une pression locale, la toux, les efforts de vomissements, et l'ingestion de boissons quelquefois les exaspèrent. Le malade les compare à des coups de couteau ou de canif.

La faiblesse devient grande, ce qui se comprend sans peine, puisque la nutrition est réduite à rien, le malade vomissant tout ce qu'il mange. Il n'y a pas dans l'ulcère chronique de l'estomac cette coloration jaune paille cachectique que l'on remarque dans le cancer de cet organe. Cet ulcère est curable; mais il faut quelquefois plusieurs saisons à Vals pour arriver à cet heureux résultat. Il m'est arrivé, dans cette affection, d'employer deux fois le lavage de l'estomac : une fois, pour arrêter des vomissements opiniâtres ; une autre fois, chez un malade qui avait une dilatation de l'estomac et qui ne pouvait absorber que du lait. Dans ces deux cas, le lavage de l'estomac a produit une amélioration marquée.

Pour pratiquer ces lavages, nous nous sommes servis de la sonde à double courant du Dr Audhoui. Le sondage stomacal se fait assez facilement ; je n'ai éprouvé qu'un peu de difficulté à l'isthme du gosier ; ce passage une fois franchi, on dit au malade de faire des mouvements de déglutition, et d'avaler le tube, qui arrive ainsi dans l'estomac avec la plus grande facilité. Le lavage de l'estomac a pour but de retirer de cet organe les matières qu'il renferme ; ces matières sont de deux sortes : 1° les résidus de la digestion ; 2° le mucus mêlé de cellules épithéliales qui encrasse pour ainsi dire les parois stomacales. Ce mucus est quelquefois très difficile à détacher ; mais un arrosement fait avec force sur toute la muqueuse l'entraîne bien vite, et le chasse au dehors. Il est nécessaire, lorsque ce mucus est trop adhérent, de répéter plusieurs fois cette manœuvre. Pour nettoyer la muqueuse stomacale et en opérer le lavage, il faut, avec la sonde à double courant, de dix à vingt litres d'eau. Cette opération dure de 20 à 40 minutes.

Ce que je viens de dire du lavage peut s'appliquer au pompage stomacal, qui sert à enlever les mucosités et facilité par là la sécrétion des glandes de l'estomac.

Pour faire ces lavages, je me suis servi des eaux

fortes de Vals, d'accord sur ce point avec le Dr Dujardin-Beaumetz.

« En effet, dit-il, les eaux alcalines me paraissent être les modificateurs les plus puissants de la muqueuse stomacale, et dans les véritables pansements faits par ces lavages, je ne connais pas de liquide qui leur soit supérieur ; soit que les eaux alcalines dissolvent la couche de mucus qui couvre la muqueuse malade, soit qu'elles stimulent la sécrétion des glandes peptiques, le résultat est toujours excellent, et je crois que, dans la plupart des cas, on doit s'en tenir à ces eaux naturelles. »

Avant de quitter cette question, je vais indiquer sommairement les cas où le lavage de l'estomac est utilement employé.

Nous avons d'abord ces cas de gastrites chroniques avec épaisissement des parois, dilatation de l'organe, et s'accompagnant quelquefois d'ulcérations ; le lavage de l'estomac fait vraiment merveille dans ces faux cancers, comme on les a désignés. Dans les dyspepsies atoniques avec dilatation de l'estomac, dans les dyspepsies putrides, dans les catarrhes de la muqueuse stomacale, en un mot, dans les dyspepsies essentiellement chroniques avec dilatation de l'estomac, le lavage est appelé à rendre de grands services.

Dans les cancers arrivés à une période avancée, le lavage est très utile ; il produit une amélioration dans l'état général, et prolonge la vie des malades.

Enfin, le lavage est employé avantageusement contre les vomissements chez les hystériques, contre lesquels la thérapeutique est si souvent impuissante.

V. — Cancer de l'estomac.

Il nous arrive souvent, à Vals, de rencontrer des malades qui se disent dyspepsiques, et qui sont réellement atteints de cancer de l'estomac.

Au début, il est assez difficile d'asseoir un diagnostic précis ; dans la dispepsie, le malade éprouve une pesanteur au creux épigastrique, avec sensation de brûlure ; cette douleur disparaît avec le bol alimentaire ; la pression la soulage quelquefois.

Dans le cancer, la douleur est lancinante et ne diminue pas à la pression.

Dans la dyspepsie, il y a toujours météorisme ; ceci n'existe chez le cancéreux que lorsque le cancer siège au pylore : mais alors le météorisme est considérable, au point que l'estomac se dessine pour ainsi dire de lui-même par cette forte dilatation.

Dans la dyspepsie, il y a des gaz de décomposition, tandis que dans le cancer ce sont des gaz de déglutition.

Le dyspepsique a des régurgitations acides avec pyrosis, tandis que le cancéreux a des vomissements.

Le dyspepsique conserve ordinairement un peu d'appétit ; le cancéreux, au contraire, le perd entièrement, et dès le début, sans espoir de le recouvrer. Cette perte de l'appétit, avec sa persistance, est un signe décisif de cette affection.

Le cancer à forme hémorrhagique se caractérise par la couleur des selles. Lorsque le cancer est avancé et qu'il y a tumeur, il est facile de constater cette intumescence au-dessus de l'ombilic, lorsque le cancer siège au pylore.

Lorsque les malades commencent à perdre l'appétit et le goût des aliments, il est à remarquer combien la viande leur répugne ; c'est un signe qu'il ne faudra jamais perdre de vue. Lorsque le cancer a son siège au cardia, les malades éprouvent des difficultés de déglutition avec sensations pénibles, presque douloureuses au moment du passage du bol alimentaire. Après le repas, la marche est pénible ; il y a de l'oppression, une sorte de poids, de gêne, présentant quelque analogie avec l'angine de poitrine, voire même de la douleur au niveau de l'extrémité inférieure du sternum. Mais, contrairement à la douleur de l'angine de poitrine, cette douleur ne s'irradie pas dans le bras. En même temps, les malades commencent à maigrir, ne pouvant manger que quelques potages et avaler quelques boissons ; peu après, il se déclare de l'œdème aux extrémités inférieures, un peu de bouffissure de la face, sans rien rencontrer au cœur ni sur le trajet des gros vaisseaux. Au foie, rien d'anormal, excepté toutefois chez les alcooliques, où l'on constate souvent des symptômes du côté de cet organe. Chez les alcooliques, j'ai rencontré quelquefois, avec le cancer de l'estomac, une hypertrophie du cœur.

Le cancer peut durer bien longtemps ; j'ai connu un malade qui a survécu dix-sept ans après les signes manifestes d'un cancer. Généralement, la durée est moindre, deux à trois ans au plus.

Lorsque l'affection ne suit pas une marche rapide et fatale, il y a des rémissions pendant lesquelles les malades cessent de se plaindre et mangent sans douleur ; mais la nourriture ne leur profite pas ; ils restent toujours maigres et sans forces.

Tant que la couleur jaune paille, quelquefois olivâtre, n'indique pas une terminaison fatale, le médecin doit faire tous ses efforts pour soutenir les forces du malade, en le faisant manger et en facilitant ses digestions.

Les malades atteints de cancer gastrique se trouvent très bien des eaux alcalines faibles de Vals, prises avec modération. On y joint avec avantage, comme je l'ai dit plus haut, les lavages de l'estomac, qui pansent la muqueuse malade et débarrassent l'estomac des matières qu'il renferme.

A ces lavages, je joins ordinairement des lavements de peptone.

Tous ces moyens permettent de prolonger très longtemps encore la vie des malades.

VI. — Vertiges.

Nous avons dit que certains malades, atteints d'affections de l'estomac, avaient des vertiges, des phénomènes nerveux.

Presque toujours ces malades, de nature nerveuse, avaient eu des parents à constitution nerveuse.

Ces vertiges se manifestent sous des aspects multiples : certains malades ont beaucoup de tendance au sommeil ; les autres se portent à un exercice de locomotion exagerée ; d'autres ont comme la sensation d'une bouteille à moitié vide qui, par le déplacement du liquide, entraîne le vertige.

Ce vertige se caractérise par de fréquents maux de tête et d'entéralgies ; quelquefois, il y a complication du côté de la vue qui s'affaiblit et se trouble ; souvent il y a de l'anesthésie sur certains points du corps.

Les malades éprouvent en marchant de la trépidation ; le sol, pour eux, n'est pas sûr ; ils chancellent, tantôt à droite et à gauche, et souvent la tête se porte en avant.

Il y a, quelquefois aussi, alternative de diarrhée et de constipation ; ballonnement gastro-intestinal ; forces génésiques affaiblies ; fatigues après le coït ; sommeil agité ; urines rares, mais fréquentes.

On ne voit à Vals que des malades qui ont le vertige depuis une époque plus ou moins éloignée des premiers symptômes, et quand, préoccupés surtout de leurs maux présents, ils décrivent, lorsqu'on les interroge, leurs souffrances passées, d'après des souvenirs assez vagues. Ces vertiges se sont manifestés presque toujours à la suite de troubles du côté de l'estomac : ou l'appétit a été perverti, ou les digestions sont devenues mauvaises avec douleur épigastrique.

Si le vertige ne cesse pas, les malades perçoivent des bruits dans la tête, ou bien celle-ci est comme serrée dans un anneau qui la contourne depuis le front jusqu'à l'occiput ; c'est l'occiput qui est le lieu où la constriction est la plus forte. Les malades sont comme étourdis ; ils sont dans l'impossibilité de lire et de fixer pendant quelque temps un objet. Constamment, ils accusent un malaise d'estomac, semblable à celui que l'on éprouve lorsqu'on a bien faim ; malaise que le repas ne calme pas, qui diminue l'appétit et se complique quelquefois de nausées.

Dans la marche, les étourdissements, chez les vertigineux, s'accentuent ; quelquefois il y a oppression avec trouble de la vue ; le sol paraît aller en descendant, fuyant sous le pied qui se pose ; la démarche est incertaine comme celle d'un homme ivre ; le malade est obligé de s'asseoir.

Le vertige est accompagné ou devancé par des sensations de rotation, qui suivent un ordre constant : l'accès commence par une sensation autour de l'axe vertical, et presque toujours avec point de départ au creux de l'estomac ; quelquefois avec une rotation de va-et-vient; souvent il y a vomissements dans certains cas graves.

Le vertigineux cherche toujours à se retenir aux objets qui l'entourent; chez quelques malades, le vertige est souvent accompagné de syncope, chute et perte de connaissance.

Le vertige se manifeste assez souvent chez les personnes anémiques; dans ces cas, il accompagne presque toujours la migraine. Il nous arrive quelquefois d'être consulté par des personnes, en apparence pléthoriques, qui se plaignent de vertiges et qui craignent une congestion cérébrale; examen fait, malgré une belle santé fictive, nous reconnaissons de l'anémie, avec tout son cortège de symptômes nerveux.

Le vertige stomacal, abandonné à lui-même, suit les évolutions de la dyspepsie qui lui a donné naissance; sans traitement, il va en s'aggravant de jour en jour : les malades ne peuvent aller en ligne droite quand ils arrivent au grand air; ils marchent bien d'un pas régulier, dans une salle, ils ne font pas d'écarts, mais en plein vent, c'est autre chose, ainsi que je l'ai rapporté plus haut.

Le vertige ne peut s'expliquer que par l'anémie cérébrale ou l'excitation du bulbe.

Les eaux de Vals, en ranimant l'appétit, en ramenant les forces, améliorent beaucoup le vertige, si elles ne le guérissent pas toujours. Le vertige anémique se trouve bien de l'eau de la *Dominique* et d'une source alcaline faible (traitement mixte), avec l'hydrothérapie, les douches froides, un régime substantiel, et la respiration de l'air des montagnes pour adjuvants.

Le vertige, lié à une dyspepsie, guérit toujours à Vals : son traitement est le même que celui de la dyspepsie ; je me suis très bien trouvé ici des douches ascendantes et des lotions froides.

VII. — CONSTIPATION.

La constipation est un arrêt prolongé, dans l'intestin, des matières excrémentitielles, par rapport aux habitudes de l'individu.

La constipation est un phénomène important dans la dyspepsie.

Pour juger de la constipation d'un malade, il faut tenir compte de ses habitudes : les uns vont à la selle tous les jours ; tels autres tous les deux jours, et même plus ; les femmes sont dans ce dernier cas, surtout les femmes nerveuses.

Pour juger de la constipation, on doit aussi tenir compte de la quantité d'aliments ingérés, et de matières rendues : Il peut y avoir constipation, et en même temps diarrhée ; c'est ce que Sauvages désignait sous le nom de *diarrhea a stercore*. Cette circonstance est très importante et ne doit pas être ignorée du praticien. Voici son mécanisme : Une personne éprouve depuis un jour ou deux de la lenteur et de la difficulté dans l'excrétion des matières fécales ; les selles deviennent rares, insuffisantes et sont d'abord caprines, puis les matières deviennent dures et jouent le rôle de corps étrangers ; elles irritent la membrane interne de l'intestin avec laquelle elle sont en contact. Cette irritation provoque la formation de mucosités ; ces mucosités irritantes amènent des contractions de l'organe qui, sous cette impulsion, rejette au dehors les liquides muqueux dont il vient d'être parlé ; ces selles diarrhéiques peuvent persister assez longtemps. A l'aide de la percussion, qui démontre, dans la fosse iliaque gauche, des matières durcies, le médecin instruit reconnaîtra bien vite la cause et la nature de ces états pathologiques, et les fera disparaître par un traitement approprié.

Rétention fécale et constipation sont-elles synonymes ? Evidemment non, puisque la condition vraie de la constipation c'est la lenteur dans le glissement et la progression des matières stercorales.

La constipation habituelle, empêchant les gaz d'être expulsés par le rectum, explique très bien, par leur refoulement dans l'intestin grêle et l'estomac le météorisme que l'on constaste presque toujours dans cette affection.

La constipation peut être le résultat :

1° D'une atonie intestinale ;

2° De sécheresse de l'intestin ;

3° D'inertie intestinale ;

4° D'entérite chronique ;

5° De la difficulté d'accomplir la défécation, comme cela a lieu consécutivement aux hémorrhoïdes ou aux fissures à l'anus...

En dehors de l'intestin, il y a d'autres causes de constipation qui sont : augmentation du volume de l'utérus, grossesse, tuméfaction de l'ovaire, formation de brides dans l'abdomen à la suite de péritonites...

Le fer amène souvent chez les jeunes filles chlorotiques des constipations rebelles ; l'opium aussi, mais moins ; le plomb est celui qui, par intoxications, amène les plus douloureuses constipations.

D'autres causes viennent du fonctionnement du système nerveux : l'hystérie domine la scène ; il n'est pas rare de voir des hystériques n'aller à la selle qu'après huit jours, et même plus.

La constipation n'est pas une maladie ; mais ses effets sont tels que les sujets qui en sont atteints ne peuvent pas dire qu'ils jouissent d'une santé parfaite. L'âge, le tempérament, les habitudes de la vie, etc., ont une certaine influence sur la constipation. Il est certaines personnes qui en sont complètement tourmentées ; les habitants des villes surtout sont généralement affectés par cette incommodité qui, chez eux, agit autant sur l'état moral que sur l'état physique, et dont l'intensité et la durée peuvent amener des désordres graves.

Loin de moi la pensée de passer en revue toutes les causes et les effets si multiples de cette affection : je ferai seulement quelques observations particulières, à propos de ses effets chez les femmes. Ce sont surtout les femmes nerveuses et impressionnables, chez lesquelles la constipation est l'effet du spasme intestinal. Il en est d'autres chez lesquelles l'intestin est paresseux, dans un état de torpeur qui frise la paralysie de l'organe, état que détermine souvent la négligence d'aller à la selle au moment déterminé, ou bien parce que quelque circonstance venant trop souvent s'opposer à l'accomplissement du besoin, dans le moment voulu, l'intestin s'habitue pour ainsi dire à la présence du corps étranger qu'il aurait dû évacuer, et les contractions ne sont plus suscitées par ce dernier.

Enfin, certaines personnes secrètent mal ou pas du tout; il existe, comme je l'ai dit précédemment, une espèce de sécheresse de la muqueuse; le bol fécal, s'accumulant dans le rectum, ne peut glisser, et y forme un espèce de bouchon, que le sujet ne peut expulser sans faire des efforts violents, efforts si souvent suivis d'accidents divers (apoplexie chez les sujets trop sanguins, etc.).

Dans ces cas, j'ai recours aux grandes inspirations qui, tout en facilitant la sortie du bol fécal, ont pour but d'éviter les accidents dont je viens de parler.

La femme doit redouter la constipation, car l'accumulation des matières fécales dans le gros intestin, et surtout dans le rectum, devient pour elle une source de maux d'une gravité réelle, surtout dans la grossesse. Chez la femme, la constipation est une des causes, et ce fait est peu connu, des ulcérations du col de l'utérus. En effet, soit que par suite de faiblesse et de relâchement des téguments qui soutiennent la matrice, celle-ci vienne s'opposer au dégorgement de l'intestin par son propre poids, en s'appuyant sur le rectum, et y former un obstacle mécanique ; soit que la constipation, reconnaissant d'autres causes, l'intestin soit le siège d'une tumeur dure, contre laquelle, dans les divers mouvements du corps, le col de la matrice vienne heurter sans cesse, à cause de ses rapports immédiats ; on comprend facilement que ce col, qui est d'une assez grande susceptibilité, sera d'abord l'objet d'une excitation, insensible, il est vrai, mais qui augmentera et aura pour premier effet quelques excoriations de la muqueuse qui le recouvre ; en peu de temps cette excoriation se changera en ulcération.

On a observé de tous temps que dans certains cas de constipation, il y avait en même temps une relation intime avec l'élévation de la température. Cette particularité s'observe surtout dans les affections chroniques ou cachectiques ; tout à coup il se déclare un peu de fièvre, et la température s'élève aussitôt d'un ou deux degrés. La constipation et cette élévation de température s'observent chez les femmes au moment des règles ; la non-évacuation des matières fécales indiquerait ici une atonie intestinale, d'où le sang se porterait vers d'autres parties du corps, et produirait par là une augmentation de température.

La rétention fécale est plus dangereuse que la constipation ; elle peut quelquefois entraîner la mort.

La rétention fécale peut se faire dans différentes régions de l'intestin ; ordinairement, elle a lieu de préférence dans l'extrémité inférieure du rectum; le toucher éclaire bien vite le diagnostic.

Lorsque la rétention a lieu dans d'autres parties de l'intestin, le palper et la percussion déterminent le lieu où les matières sont arrêtées.

Si le malade a de temps en temps de petites évacuations trompeuses, la rétention est plus difficile à reconnaître. On prend souvent ces rétentions fécales pour des tumeurs.

Comme on le voit, il est des cas où l'intestin n'est nullement troublé dans ses fonctions, par la présence de matières fécales accumulées, tandis qu'il en est d'autres où la rétention de courte durée peut amener des désordres.

Les phénomènes sont donc complètement différents; de là un rôle différent aussi dans l'emploi du traitement, selon que le bouchon fécal obstrue complètement ou non le tube intestinal, c'est-à-dire, selon qu'il existe une obstruction absolue, une simple rétention, ou de la constipation.

D'après l'aperçu qui précède, le traitement de la constipation doit surtout reposer sur les causes; la constipation est-elle le résultat de phlegmasies chroniques, d'atonie intestinale, de séchcresse de l'intestin, etc : le traitement doit être dirigé contre ces affections. Les eaux magnésiennes de Vals et les eaux fortes remplissent très bien les indications en remédiant aux occlusions et à la paresse du glissemcnt des matières ; en sollicitant la sécrétion de la bile qui lubréfie la muqueuse.

Comme adjuvants nous employons avec avantage l'hydrothérapie, et surtout la douche froide qui, donnant de la contractilité aux muscles de l'abdomen et des organes digestifs, fait avancer le bol fécal et disparaître la tympanite qui l'accompagne si souvent dans la constipation.

Il ne faut pas oublier les douches ascendantes avec les eaux alcalines fortes, les lavements froids avec les mêmes eaux; les lavements et les douches surtout sont très efficaces.

Ces douches ascendantes ne doivent avoir que cinq à dix minutes de durée; elles ne peuvent être renouvelées qu'une ou deux fois au plus par semaine.

Il arrive quelquefois, malgré ce traitement, que certaines constipations persistent. Dans ces cas, je soumets coup sur coup les malades à beaucoup d'eaux différentes; je les fais passer d'une eau faible à une eau forte et à une eau ferro-arsenicale, et vice versa.

Il est rare qu'il n'y ait pas débâcle intestinale après un jour ou deux de ce traitement.

VII. — Diarrhée.

Nous avons dit que la dyspepsie s'accompagnait quelquefois de constipation ou de diarrhée; nous avons déjà parlé de cette diarrhée alternant avec la constipation, qui en est la véritable cause.

Trousseau définissait la diarrhée par l'abonbondance, la fréquence et la liquidité des selles; mais un seul de ces caractères est essentiel pour caractériser la diarrhée, c'est la liquidité.

Dans la diarrhée, les selles sont liquides ou séreuses, ou encore plus ou moins fécales, plus ou moins bilieuses, d'une odeur variable, tantôt fécale, tantôt fétide, infecte même, lorsque la diarrhée répond à l'entérite ulcéreuse et qu'elle contient des détritus gangréneux.

Il faut aussi signaler dans les diarrhées chroniques la présence en quantités considérables de cellules épithéliales, de leucocytes, ainsi que l'a si bien établi M. le Dr Damaschino dans ses savantes leçons cliniques.

La diarrhée doit être envisagée sous différents chefs :

1° D'abord, nous avons la diarrhée par *défaut d'absorption;* dans cette diarrhée, les aliments que nous ingérons sont pris par nous à l'état demi-liquides; si nous y ajoutons encore des boisssons, le bol alimentaire chymeux se trouve constitué par une bouillie molle; si cette bouillie traverse l'intestin sans être privée de ses liquides consti-tuants, la diarrhée se produit fatalement.

Dans cette diarrhée, il faut avant tout mesurer le régime et le restreindre autant qu'il est nécessaire. Les repas seront peu abondants, mais souvent ré-pétés. Les aliments encombrants, les féculents, secs surtout, seront proscrits; les viandes au con-traire, avec ou sans les agents complémentaires de la digestion sont utiles. A l'eau de Vals, qui facilite cette digestion, on peut ajouter la pepsine et la pancréatine comme adjuvants.

2 La diarrhée est souvent le résultat d'une

excitation motrice exagérée; cette diarrhée se rencontre surtout chez les personnes nerveuses.

La source St-Jean, qui est un agent anti-diarrhé-ique, chez les sujets excitables, est tout indiquée contre cette diarrhée.

3° Une troisième variété de diarrhée est la diar-rhée par *hypercrinie muqueuse :* cette diarrhée se produit dans les affections catarrhales. Les eaux ferrugineuses et calcaires de Vals sont indi-quées contre cette variété, surtout si, à ce traite-ment, vous ajoutez un régime sec, des viandes rôties, du pain bien cuit et du vin pur.

Dans la diarrhée par *hypercrinie bilieuse,* les alcalins des eaux fortes de Vals la jugulent rapide-ment, avec l'hydrothérapie et la douche froide pour adjuvants. Dans ce cas, les alcalins favorisent les fermentations, aux dépens desquelles se for-ment l'acide carbonique, l'acide butyrique, et ces produits agissent à leur tour pour ralentir l'activité sécrétoire de l'intestin.

Les eaux acidules de Vals sont aussi très utiles; elles ont pour action de suspendre l'activité des se-crétions intestinales.

4° La diarrhée par entérite trouve son traite-ment dans les eaux de Vals, ainsi que nous le verrons plus loin.

5° Enfin nous avons la diarrhée par *exosmose,* la diarrhée cachectique, où l'intestin est frappé d'une sorte d'inertie, et où l'état de collapsus est plus ou moins imminent. Dans cette variété, le médecin doit se borner à réveiller les fonctions digestives, à favoriser l'absorption, et à prolonger la vie des malades. Les eaux alcalines faibles de Vals remplissent très bien cette indication.

J'ai eu occasion de rencontrer une diarrhée par répercussion d'un eczéma sur le tube digestif : les bains alcalins, et l'eau de la Dominique ont vite ramené cette affection à son siège primitif ; dès lors la diarrhée a cessé.

Sans doute la diarrhée est un trouble morbide qu'il faut modérer toujours quand il se produit ; mais il faut avoir présentes à l'esprit la déviation possible du flux intestinal, et sa répercussion sur le poumon. En effet, l'expérience et la théorie nous enseignent que la congestion pulmonaire peut succéder à la suppression, trop brusquement effectuée d'une diarrhée ancienne. Il y a donc là un motif, dit le Dr Ferrand, pour agir avec prudence et mesure quand, au début de la pthisie, les poussées congestives sont encore faciles vers le poumon, et quand la diarrhée est devenue une sorte d'habitude morbide. On sait que c'est dans la forme scrofuleuse de la phtisie que ces exemples s'observent tout spécialement.

Il n'est pas rare de voir à Vals des tuberculeux qui viennent à cette station chercher une guérison impossible ; voulant absolument rester, on ne peut que leur conseiller l'hygiène, un peu d'eau faible pour réveiller l'appétit et relever les forces. Contre les diarrhées qui se déclarent quelquefois chez les phtisiques, j'ai employé avantageusement l'hydrothérapie et la douche froide de très courte durée.

La diarrhée a des effets locaux : il est rare que la diarrhée existe sans quelques signes d'inflammation. Alors même qu'elle n'en est pas la cause, l'inflammation est la conséquence de la diarrhée, et pour peu que celle-ci se prolonge, l'inflammation ne tarde pas à se produire avec l'altération de la muqueuse. A ce processus sont liés les coliques plus ou moins vives, les borborygmes, la tympanite, résultant de la fermentation des matières intestinales.

Chez les enfants, les diarrhées sont très communes ; quelquefois l'odeur des selles dans ces diarrhées est aigrelette, et leur couleur caractéristique, d'un *vert très intense*, est due à la matière colorante de la bile. Les selles avec cette couleur sont détestables ; plus mauvaises encore sont celles qui sont formées en entier par du lait non digéré ; cette substance s'altère alors rapidement dans l'intestin, et prend une odeur repoussante. Ces diarrhées se guérissent très bien par l'usage du lait d'ânesse glacé, pur ou mélangé de cognac, par la purée de viande crue, etc. Lorsque les selles sont acides, je n'ai eu qu'à me louer des eaux alcalines fortes de Vals, prises à petites doses.

IX. — TYMPANITE.

Nous avons déjà rencontré la tympanite dans quelques-unes des affections que nous avons décrites, dans la dispepsie gastro-intestinale, l'entérite, la constipation, etc.

La tympanite ou météorisme est le développement de gaz dans le ventre ; ces gaz occupent toujours l'estomac et l'intestin, de façon à produire un ballonnement considérable quelquefois ; ce ballonnement est plus appréciable chez les personnes faibles que chez les individus forts ; chez ces derniers, la musculature abdominale rend parfaitement compte de ce phénomène. Voilà pourquoi, chez les anémiques, les névropathes, les hystériques, où il n'y a pour ainsi dire pas de résistance, la tympanite se développe si vite et au plus haut degré.

La tympanite d'ordre mécanique s'explique mieux encore : le pylore est-il fermé, l'estomac devient météorisé ; si l'obstacle existe dans le côlon ou l'intestin grêle, comme dans la constipation, par exemple, la tympanite envahit la plus grande partie de l'abdomen.

La tympanite de cause nerveuse (hystérie, hypocondrie, etc.) survient très vite et disparaît de même, par suite du rejet au dehors des gaz qui la produisent.

La tympanite n'est pas caractérisée seulement par une production excessive de gaz dans le ventre, elle réside aussi dans le défaut de tonicité des plans musculaires de l'intestin, et surtout de la partie antérieure de l'abdomen.

La tympanite est avantageusement combattue par les eaux magnésiennes de Vals, et par l'emploi rationnel et judicieux de l'hydrothérapie.

X. — HYPOCONDRIE.

L'hypocondrie est une hallucination ; les malades qui en sont atteints se préoccupent sans cesse de douleurs imaginaires ou réelles.

L'hypocondrie est primitive ou idiopathique, secondaire ou symptomatique. Dans la première, les maux sont tout à fait imaginaires ; dans la seconde, au contraire, une maladie réelle est le point de départ de l'affection. L'hypocondriaque est avant tout un malade moral ; à peine est-il débarrassé d'une affection, que vite son cerveau en découvre une autre, tout aussi peu réelle ; de là, des angoisses sans fin.

Si l'hypocondrie est secondaire, c'est-à-dire si le malade porte réellement une maladie, aussitôt les symptômes en sont exagérés : l'hypocondriaque a-t-il un peu de dyspepsie, il croit à un cancer de l'estomac, ou bien il a une maladie de cœur, une tumeur dans le ventre, etc. Le physique se ressent évidemment de ces tristesses morales ; les malades sont tristes, préoccupés, ils ont la figure pâle ; les digestions sont troublées, l'appétit se perd, les sécrétions se font mal ; il survient des étourdissements, un embarras dans la défécation, etc. ; puis surviennent ces troubles nerveux variés, qui deviennent la terreur de ces pauvres malades.

L'hypocondrie est l'apanage des gens riches,

inoccupés, ou de ceux qui ont pu perdre une position brillante dans le monde. Elle affecte bien plus les hommes que les femmes.

Il est assez difficile de tracer un traitement de l'hypocondrie, car il peut varier suivant les cas et les indications. Mais il est bien certain que si quelques cures sont obtenues à Vals par l'air salubre du climat et des montagnes, loin des odeurs méphitiques des villes, par la tranquillité physique et morale, par l'absence de toute préoccupation, c'est à l'hypocondrie qu'il faut avant tout les rapporter.

Le traitement moral doit tenir le premier rang dans l'hypocondrie ; si cette dernière est symptomatique, la première indication est de guérir la lésion qui lui a donné naissance. Les eaux de Vals réussissent très bien contre les symptômes de l'hypocondrie, surtout si l'on emploie concurremment les douches froides et les douches ascendantes rectales avec l'eau minérale forte.

XI. — MUGUET.

J'ai remarqué chez certains malades cachectiques, du muguet, notamment chez un capitaine en retraite, atteint d'un cancer de la langue. Dans ce cas, le mucus local était acide; j'ai fait cette remarque, que le mucus buccal était d'autant plus acide qu'il y avait plus d'anomalie de nutrition.

Il est assez fréquent, en effet, de rencontrer parmi nos malades atteints d'affections chroniques graves, des plaques de muguet : je l'ai vu deux fois dans des cas d'ulcères de l'estomac.

L'acidité de la bouche, jointe à une débilité générale, est ordinairement la cause du muguet ; pour en empêcher le retour, il faut ordonner un traitement rationnel, combattre la faiblesse par les toniques et une alimentation reconstituante, appropriée aux forces et à l'âge des sujets ; relever les forces par l'emploi des eaux alcalines faibles et des eaux ferro-arsenicales (traitement mixte).

Les gargarismes avec les eaux alcalines fortes de Vals, ont rendu de grands services aux malades, en obviant avantageusement à l'acidité de la muqueuse buccale, acidité qui constitue comme on le le sait, l'une des conditions nécessaires au développement du muguet.

Pour prévenir cette affection, surtout chez les enfants, je conseille l'eau alcaline de Vals aux repas.

XII. — PHARYNGITES.

Toutes les pharyngites que l'on voit à Vals sont chroniques ; ce sont des inflammations qui occupent simultanément les amygdales, la paroi postérieure du pharynx, le voile du palais, la luette et les piliers. J'ai vu la pharyngite se borner aux amygdales seulement.

Suivant leurs causes ou leurs sécrétions, on a divisé les pharyngites en :

1° Catarrhales ; 2° herpétiques ; 3° arthritiques ou rhumatismales ; 4° spécifiques, liées à une constitution lymphatique ou scrofulaire. Toutes peuvent être avantageusement traitées à Vals : les unes par les eaux ferro-arsenicales, surtout la Dominique ; les autres par les eaux alcalines fortes, secondées toujours par les inhalations d'acide carbonique.

Les eaux ferro-arsenicales sont tout indiquées dans le traitement des pharyngites herpétiques et spécifiques, et les eaux alcalines fortes dans les pharyngites catarrhales et arthritiques.

J'ai guéri l'an dernier un malade atteint depuis deux ans d'une amygdalite chronique ; son traitement a consisté :

1° inhalation deux fois par jour d'acide carbonique ; 2° grand bain alcalin tous les jours ; 3° le matin, trois verrées de la *Précieuse* ; 4° le soir trois verrées de la source *Vivaraise* n° 5 ou de la *Souveraine*.

Ainsi donc, comme l'a constaté avec moi le docteur Givet, le bi-carbonate de soude à l'intérieur peut rendre de grands services dans l'amygdalite chronique, surtout secondé par les inhalations d'acide carbonique.

XII. — LARYNGITES.

Loin de moi la pensée de faire des eaux de Vals une panacée universelle ; mais il est du devoir du médecin de constater les bons effets qu'il a retirés des eaux de cette station, dans les affections qui y sont traitées. C'est ainsi que les laryngites, compliquant si souvent les pharyngites, subissent des modifications profondes, à la suite d'un traitement à Vals.

Les alcalins à hautes doses, et les inhalations d'acide carbonique jouent le principal rôle. C'est surtout comme prophylaxie que les eaux de Vals sont indiquées. En effet, d'après les recherches de M. Lombard (de Genève) sur les propriétés de l'air des montagnes, sous l'impulsion de M. le Dr Jaccoud on a institué un traitement rationnel de la vie en plein air, climat fortifiant, hydrothérapie, gymnastique pulmonaire, contre la phtisie au début.

Si vous y joignez l'usage des eaux de Vals, qui sont toniques par excellence, d'après les recherches de M. Martin-Damourette, vous aurez à la station de Vals un endroit tout à fait propice pour les malades qui ont à craindre une maladie de poitrine.

Vals devient donc un climat prophylaxique de la laryngite et de la phtisie qui en est souvent la conséquence.

XIV. — ENTÉRITE.

Des évacuations aqueuses plus ou moins abondantes constituent l'entérite. Il n'est pas rare de la voir débuter par une hémorrhagie intestinale plus ou moins considérable; mais cette hémorrhagie est de peu de durée.

Les entérites que l'on rencontre à Vals sont toutes des maladies chroniques.

L'entérite avec hémorrhagie est une maladie de l'S iliaque, qui se concentre dans un foyer, sans s'étendre à d'autres points. Cette entérite dysentériforme, lorsque le côlon transverse participe comme affection accessoire à la maladie, est caractérisée par des coliques. Cette entérite dure un certain temps aiguë, violente, puis s'éteint peu à peu et est remplacée par une sensation douloureuse, confuse, intermittente.

D'autre part, la maladie peut ne devenir locale que secondairement, et finit par se concentrer. Alors, il existe, avant de se localiser, un certain état indécis de l'économie, et l'on observe des signes différents de ce qu'ils seront dans la suite. C'est une maladie qui se caractérise par des malaises ; le malade dort mal ; il éprouve une sensation de chaleur ; il n'a pas d'appétit : il y a alors une affection intestinale vague, qui va précéder la localisation du mal. L'individu a comme une sensation d'angoisse, du ballonnement, des tiraillements du ventre.

Quand le mal est localisé et qu'il envoie des reconnaissances dans les régions voisines, il n'est pas permanent ; tantôt il disparaît pour reparaître plus tard. C'est alors que les symptômes n'ont plus leur siège fixe ; ils s'installent provisoirement dans le côlon transverse ; l'intestin reçoit les produits muqueux qu'on lui jette.

Cette affection commence par des troubles digestifs, la perte de l'appétit, de la diarrhée, quelquefois de la constipation, des coliques, qui ne sont pas localisées, et qui se réveillent trois à quatre fois par jour. Des évacuations suivent ordinairement chaque colique. Puis à mesure que la maladie vieillit, les coliques deviennent plus sourdes, plus permanentes, laissant peu d'intervalle entre elles ; les évacuations sont aussi plus fréquentes, mais en moins grande quantité.

La marche ramène les coliques ou les augmente. Bientôt le malade est fatigué ; il s'inquiète, maigrit, et n'ose plus manger.

Le médecin, dans ces cas, ne doit pas négliger de regarder les excréments rendus ; leur petite quantité mettra bientôt sur la voie du diagnostic. Le médecin verra, par les matières excrétées qui tantôt sont liquides, tantôt solides et différentes du jour au lendemain, à quelle affection il a affaire. Cette affection dure quelquefois plusieurs années.

Chez ces malades, les eaux de Vals amènent généralement une grande amélioration, qui se traduit peu après par une guérison définitive. C'est dans cette affection que j'ai tiré surtout de grands bénéfices de la source *Précieuse* ; la saison terminée, et après un mois ou deux de repos, j'en ordonne une demi-bouteille par jour à prendre ainsi : une verrée le matin, et le reste aux repas.

Cette eau, comme toute eau exportée, n'a certainement pas toute la vertu de l'eau bue à la source, aux lieux mêmes où la nature la donne ; mais elle n'en a pas moins une grande efficacité thérapeutique, que des témoignages positifs ne font qu'affirmer chaque jour.

XV. — ENTÉRALGIE.

L'entéralgie est caractérisée par des douleurs qui occupent ordinairement le pourtour de l'ombilic ; ces douleurs reviennent par accès ; la pression les soulage souvent, comme d'autres fois elle les augmente.

Nous avons vu dans la gastralgie que l'ingestion des aliments augmentait la douleur ; dans l'entéralgie, c'est seulement pendant le cours de la digestion, et lorsque les matières pénètrent dans l'intestin, que les douleurs sont plus vives.

Chez les personnes atteintes d'entéralgie, on observe ordinairement des flatuosités, de la tympanite, et à sa suite des borborygmes, de la tension et de la sonorité du ventre ; la constipation, cause ordinaire de cette tympanite intestinale, est souvent difficile à faire disparaître.

Dans l'entéralgie, les excréments sont entourés de matières blanchâtres, simulant quelquefois de fausses membranes.

Lorsque l'entéralgie se prolonge, elle entraîne ordinairement des accidents graves : anxiété, refroidissement des extrémités, sueur froide, tiraillements des traits du visage, lipothymie, syncope. Ces symptômes se manifestent surtout pendant les accès.

Le traitement de l'entéralgie ne diffère pas sen-

siblement du traitement de la gastralgie ; l'hydrothérapie demande peut-être un peu plus de surveillance.

XVI. — Vomissements.

Dans la plûpart des affections que nous venons
de passer en revue, existent les vomissements ;
sans compter la douleur, ce symptôme occasionne
aux malades de grandes inquiétudes. Aussi pour
les faire disparaître est-il utile d'en bien connaître
les causes. C'est ainsi qu'il nous arrive souvent à
Vals des malades avec des vomissements dont la
cause échappe ; mais l'examen fait vite constater
une maladie de matrice, un déplacement (antéversion ou rétroversion, plus souvent métrite chronique avec engorgement, etc.) Presque toujours
les vomissements disparaissent en traitant les maladies de l'utérus. L'an dernier nous avons donné
des soins à une malade qui avait trois à quatre fois
par jour des vomissements ; ne trouvant ni dans
l'estomac, ni dans l'intestin la cause de ces vomissements, nous avons procédé à un examen de la
matrice ; il y avait antéversion. Un pessaire Gariel
en eut raison en quelques jours.

Les vomissements accompagnent souvent la diarrhée séreuse des enfants ; modifier les selles est la
première indication ; alors les vomissements cessent.

Dans les indigestions chroniques, les vomissements laissent à leur suite de vives douleurs à l'épigastre.

Les régurgitations avec éructations acides, les vomissements de matières fermentées sont un symptôme caractéristique de la dyspepsie. Les vomissements existent non seulement dans les maladies de matrice, mais encore dans les maladies organiques du cerveau, dans les coliques hépatiques, les coliques néphrétiques, la tuberculisation pulmonaire au début.

La chlorose et l'hystérie, sans compter la grossesse, s'accompagnent souvent de vomissements. Ceux-ci sont formés de mucus glaireux, de bile ou de matières alimentaires; si ces vomissements se reproduisent fréquemment, ils entraînent avec eux des troubles digestifs, l'amaigrissement, la faiblesse et les hallucinations. Le mal de mer est surtout caractérisé par des vomissements nerveux ou sympathiques. On me rapporte que dans une traversée de Marseille en Égypte, deux passagers avaient emmené avec eux des caisses d'eau de Vals, (*source Précieuse*) pour en faire usage aux repas. A peine le bateau en marche, voilà ces voyageurs pris du mal de mer, avec toutes ses conséquences fâcheuses ; après quelques heures de repos, l'idée vint à l'un d'eux de boire de l'eau de Vals; l'autre l'imita : ils s'en trouvèrent très bien. Ils n'eurent plus le mal de mer dans la traversée, qui dura encore six jours. S'ensuit-il que l'eau de Vals guérisse le mal de mer ? Avant de se prononcer, il faut attendre de nouvelles recherches et de nouvelles expériences.

Quoi qu'il en soit, les eaux de Vals sont très utiles contre les vomissements, surtout lorsque ceux-ci dépendent d'une affection de l'estomac ou des intestins.

XVII. — Fausses dyspepsies.

Les fausses dyspepsies sont accompagnées de tout le cortège symptomatique des vraies dispepsies : douleur épigastrique, météorisme, constipation ou diarrhée, perte de l'appétit, aggravation des accidents après les repas, faiblesse. Comme on le voit, rien n'y manque, et cependant ce ne sont que des pseudo-dyspepsies, dépendant de l'atonie de l'intestin ou de l'estomac. Ces atonies sont des troubles de l'innervation motrice ; l'estomac et les intestins fonctionnent mal ; les tuniques musculaires se contractent brusquement, à un moment plus ou moins avancé de la digestion, et rejettent au-dehors les aliments indigérés ; alors l'absorption n'est plus possible.

L'effet inverse peut se produire ; le défaut de contractilité amène chez les malades des sensations douloureuses ; des digestions lentes, qui n'apparaissent alors qu'à la seconde digestion ; du météorisme avec refoulement du diaphragme, et dyspnée pénible ; de la constipation avec perversion de l'appétit, de la faiblesse avec toutes ses conséquences, vertiges, hypocondrie, névralgies par irradiation, etc. Il y a des pseudo-dyspepsies simulant des irritations aiguës de l'intestin avec fièvre, grande sensibilité du ventre ; ces crises douloureuses durent souvent plusieurs jours, et peuvent en imposer pour des entérites à forme dysentérique ou typhoïde; ce sont simplement des pseudo-dyspepsies avec sécrétion mucilagineuse de l'intestin.

Tout le monde sait combien la bile est utile dans la digestion; elle émulsionne les graisses dont elle favorise l'absorption, empêche la putréfaction de la masse alimentaire, et en facilite le glissement dans l'intestin. Si la bile, pour une cause quelconque, n'est plus sécrétée qu'incomplètement, il en résulte une fausse dyspepsie, avec ictère plus ou moins complet, et toute la série des phénomènes qui résultent de l'absence de hile dans l'intestin : inappétence, troubles digestifs, vomissements, constipation, augmentation du volume du foie, concrétions biliaires, etc.

Ainsi, comme on le voit, les faussses dyspepsies sont localisées dans trois organes : l'estomac, l'intestin et le foie, et sont le résultat d'une atonie gastro-intestinale.

Les eaux alcalines de Vals jugulent rapidement les fausses dyspepsies.

On emploie simultanément ou alternativement les eaux faibles, moyennes et fortes, suivant les indications.

Lorsque la faiblesse est poussée à ses dernières limites, je me suis bien trouvé du traitement mixte, c'est-à-dire de l'emploi des eaux alcalines et des eaux ferro-arsenicales.

Ce qui surtout est un adjuvant puissant, dans les fausses dyspepsies, c'est l'hydrothérapie et les les douches froides judicieusement appliquées.

Maladies du Foie.

Des affections traitées à Vals, les plus nombreuses, avons-nous dit, sont les dyspepsies ; après elles, viennent les maladies du foie.

I. — Ictère.

Nous avons déjà vu que l'ictère était un symptôme d'une pseudo-dyspepsie, caractérisée par la rétention de la bile. Presque tous les ictères que l'on rencontre à Vals sont symptomatiques. L'ictère simple peut être à la fois bilieux et hépatique, à coloration d'intensité variable, de courte durée. L'urine ne présente pas toujours la coloration verte par l'acide azotique ; ce phénomène n'a lieu que lorsque l'ictère est généralisé. Dans l'ictère hématique, la coloration jaune est peu foncée, et les urines donnent, par l'acide azotique, une réaction d'un jaune rouge ou d'un jaune d'ambre.

Dans l'ictère symptomatique d'une affection hépathique, c'est le parenchyme du foie qui est atteint. Mais il faut distinguer les affections à marche rapide où l'ictère est fréquent, telles que la cirrhose, le cancer, la stéatose, et les affections à marche lente comme les hypérémies actives ou passives.

L'ictère simple est presque toujours hépatique; l'ictère grave est toujours un ictère bilieux, symptomatique d'une maladie du foie ou des voies biliaires.

Beaucoup d'affections en imposent pour des maladies du foie. Avez-vous une douleur, un malaise au-dessous ou au niveau des côtes inférieures droites, vous admettez immédiatement que le foie est malade, et vous oubliez que les muscles, les nerfs intercostaux, la plèvre, l'estomac, l'intestin, etc., peuvent être le siège de cette souffrance.

L'ictère se déclare assez souvent dans les kystes hydatiques du foie; il peut être produit, soit par une simple congestion irritative, soit par la compression des canaux biliaires avec obstruction. La conséquence de la compression est une hépatite interstitielle, due à l'angiocholite résultant de la rétention de la bile.

Le diagnostic du kyste hépatique avec l'ictère est difficile; il ne faut pas négliger d'examiner les selles; celles-ci, contenant des vésicules hydatiques, éclaireront le diagnostic.

A la suite de plusieurs attaques de rhumatismes, il n'est pas rare de rencontrer l'ictère; on en a même fait une variété spéciale, l'ictère rhumatismal. Cet ictère a-t-il une autre signification que celle des coïncidences ? Il est possible que l'élément rhumatismal se porte sur la capsule fibreuse du foie, et tout le tissu fibreux de cette organe, aussi bien que sur les membranes fibreuses du cœur, du cervau, de la vessie. Cette opinion peut avoir sa raison d'être. Ce qui est certain, c'est qu'à la suite de rhumatismes, on observe, avec la teinte ictérique, une congestion hépatique avec augmentation du volume du foie, reconnaissable par la percussion.

L'ictère émotif existe, témoin le malade de Bouillaud qui, en se rasant, reçoit une nouvelle désastreuse ; voulant achever de se raser, il voit sa figure complètement jaune.

Lorsque l'ictère est précédé de violentes douleurs à l'épigastre et dans la région du foie, vous pouvez sûrement diagnostiquer une colique hépatique résultant de calculs biliaires.

L'ictère est toujours accompagné de démangeaisons à la peau, qui incommodent beaucoup les malades.

Les selles dans l'ictère sont décolorées et ressemblent à de l'argile.

On ne peut confondre la coloration jaune ou verdâtre de l'ictère avec la teinte de l'intoxication paludéenne, la coloration jaune paille des maladies cancéreuses, la coloration bronzée de la maladie d'Addison.

L'ictère se rencontre dans l'embarras gastrique, l'hépatite, l'atrophie du foie, et presque toutes les maladies organiques du foie.

L'ictère et les affections qui lui donnent naissance, sont avantageusement traitées par les eaux alcalines de Vals. On emploie, suivant les indications, les eaux faibles ou fortes. Dans les ictères symptomatiques, la *Précieuse*, le n° 5 des *Vivaraises*, la *Souveraine*, la *Favorite*, m'ont rendu de grands services.

En dehors de l'eau prise en boisson, à la dose de 3 à 6 verrées par jour, j'ordonne tous les jours un bain alcalin et une douche chaude sur la région du foie, et en même temps, je fais pratiquer des frictions et des pressions à l'endroit de la vésicule, pour évacuer du réservoir biliaire le liquide qu'il renferme. Par ces procédés, j'ai soulagé rapidement des malades qui souffraient beaucoup, et depuis longtemps de coliques hépatiques.

II. — Kystes hydatiques du Foie.

Nous venons, dans le chapitre précédent, d'énoncer qu'il était difficile de reconnaître l'ictère des kystes hydatiques du foie.

Voici comment les choses se passent dans les kystes hydatiques du foie : souvent à la suite d'émotions vives et brusques, il se déclare un léger trouble gastro-intestinal, accompagné d'ictère, qui devient foncé rapidement et même verdâtre.

L'absence de coliques hépatiques éloigne l'idée de calculs biliaires. L'ictère disparaît souvent après un temps plus ou moins long; mais les malades conservent de l'amaigrissement, qui se dissipe toujours à la suite d'un traitement à Vals.

A chaque nouvelle émotion, le mal primitif reparaît; même malaise, mêmes symptômes, mêmes troubles dyspepsiques, même teinte ictérique de la peau, aussi intense, aussi verte. Le foie augmente souvent de volume, déborde les fausses côtes, et il est facile avec le doigt d'en sentir le bord inférieur; la percussion permet de le délimiter et de constater son volume.

D'autres fois, le volume de l'organe n'augmente pas. On sent par le palper abdominal, lorsqu'il y a augmentation de volume, que le foie a comme une forme particulière; il est comme bosselé, élastique. Si la tumeur est plus développée, il n'est pas rare de constater par la percussion, le bruit hydatique; c'est une espèce de frémissement que l'on ne peut oublier lorsqu'on l'a perçu une fois.

Les voies digestives ressentent le contre-coup de ce voisinage; les digestions deviennent lentes et difficiles; il survient quelquefois des nausées et des vomissements; puis l'appétit se perd, et la diarrhée apparaît, et avec elle un nombre parfois considérable d'hydatides.

Ces kystes s'ouvrent quelquefois dans le poumon, et j'en ai vu un cas; cette rupture pourrait en imposer, vu l'expectoration muco-purulente, pour une maladie pulmonaire. Heureusement que les vésicules sont là pour éclairer le diagnostic. Lorsque le kyste s'ouvre dans le poumon, le malade rend encore de la bile avec les crachats. Cette rupture dans le poumon rend la maladie fort grave, car il se produit bientôt dans le poumon, des noyaux gangréneux, qui ne tardent pas à emporter le malade.

D'autres fois, ces kystes s'ouvrent dans la cavité abdominale, et c'est presque toujours dans le côlon ; c'est la terminaison la plus heureuse.

Dans cette affection, les eaux de Vals ne sont utiles qu'au début, pour ramener l'appétit et empêcher l'amaigrissement.

Une opération seule en débarrasse le malade, lorsque la ou les tumeurs sont accessibles au chirurgien.

III. — HÉPATITE.

Cette affection ne se rencontre à Vals qu'à l'état chronique, et presque tous les malades qui en sont atteints nous viennent des pays chauds : Algérie, Égypte, Sénégambie, etc. On la désigne souvent sous le nom d'*obstructions, d'engorgements du foie*.

L'hépatite chronique ne présente pas au début des symptômes bien tranchés ; les malades se plaignent de troubles dans la digestion, puis d'un peu de gêne dans d'hypocondre droit. Mais bientôt la maladie se confirme ; la douleur devient vive, et le volume du foie augmente, ainsi que le constatent et la palpation et la percussion. Cette augmentation du volume du foie est quelquefois si considérable, que le cœur et le poumon droit sont refoulés en haut et à gauche ; il en résulte une gêne de la respiration et de l'oppression. Aussi les femmes atteintes de cette affection sont-elles forcées de se priver de leur corset.

Lorsque la maladie se prolonge, les troubles digestifs se manifestent bien vite, car la dyspepsie est un des caractères de l'hépatite chronique, avec augtation de volume du foie.

Dans l'hépatite parenchymateuse, les douleurs sont très fortes ; elles s'irradient de l'hypocondre droit jusqu'à l'épaule, en avant et en arrière, et occupent presque tout le côlon transverse. Le foie est presque doublé dans ses dimensions.

L'hépatite interstitielle, à forme hypertrophique, est assez difficile à caractériser ; l'œdème, qui est un des symptômes, éclairera beaucoup le diagnostic.

C'est surtout dans l'hépatite chronique, et en général dans toutes les affections du foie où il y a augmentation de volume de cet organe, que les eaux alcalines de Vals produisent les meilleurs effets. J'ordonne ordinairement les eaux fortes, *Précieuse*, *Désirée*, *Vivaraise 5*, *Marquise*, *Favorite*, *Souveraine*. Il est à remarquer, en effet, que les alcalins à doses élevées, fluidifient la bile, facilitent son passage à travers les voies biliaires, et, par le fait, diminuent le volume du foie.

Les lavements froids, qui ramènent souvent le flux biliaire disparu depuis longtemps, et décongestionnent aussi le foie, m'ont également été utiles.

IV. — Congestion.

Le foie, par sa composition, éminemment vasculaire, est souvent le siège d'une hypérémie ; alors il y a congestion ; celle-ci n'est ordinairement que passagère, mais il arrive souvent que la congestion persiste et se prolonge pendant plusieurs années. Dans ce cas, il y a pesanteur et douleur dans l'hypocondre droit, ictère aux sclérotiques, malaise général, dyspepsie, augmentation du volume du foie qui, quelquefois, refoule le poumon à travers le diaphragme, et amène une gêne de la respiration.

Monsieur le Dr J. Simon croit que le tempérament bilieux, la goutte, la gravelle, sont des circonstances déterminantes de la localisation hépatique congestive.

Dans les affections cardiaques, il arrive souvent que l'on ne tient pas assez compte de l'état de congestion du foie, car il y a dans certains cas une indication thérapeutique importante, à laquelle on peut répondre avec efficacité. M. le Dr Rendu, surtout, a signalé ce fait de congestion du foie, liée aux maladies de cœur.

Dans ces cas, le cœur, venant à se troubler sous une influence quelconque, la circulation hépatique se trouve entravée ; si, par des moyens thérapeutiques, on parvient à décongestionner le foie, on ramène au cœur son fonctionnement normal. C'est ainsi que, l'an dernier, j'ai pu, en décongestionnant le foie à l'aide de l'eau alcaline forte de la *Précieuse*, les douches chaudes avec frictions, guérir chez un malade une affection du cœur qui le tourmentait depuis de longues années.

On voit par là la nécessité de rechercher la cause des symptômes asystoliques du cœur; en guérissant le foie, on guérit le cœur ou on l'améliore.

Quant au traitement des congestions du foie, je puis dire qu'en général les eaux de Vals les guérissent toujours.

V. — Hypertrophie.

L'hypertrophie du foie est l'augmentation du tissu glandulaire de cet organe.

Ordinairement l'hypertrophie passe inaperçue au commencement; ce n'est qu'à la longue que les malades se plaignent de ne pas avoir d'appétit, et de mal digérer; il y a chez eux faiblesse, malaise général, teint jaunâtre et ictérique, avec démangeaisons très vives de la peau. J'ai vu chez des ictériques des démangeaisons continues et si douloureuses qu'elles faisaient maigrir les malades plus que l'ictère même.

En dehors de ces symptômes, on constate de la gêne, de la pesanteur dans l'hypocondre droit, une augmentation de volume du foie constatée par la palpation et la percussion.

L'hypertrophie du foie se manifeste chez les individus qui habitent les pays chauds, qui ont eu la dysentérie, des fièvres intermittentes, etc. C'est une maladie lente. Les eaux alcalines de Vals font ordinairement disparaître cet engorgement du foie, avec beaucoup de rapidité, et avec cette affection, les troubles digestifs qui l'accompagnent toujours.

Presque toujours aussi l'emploi des eaux fortes est indiquée, avec les bains et les douches comme adjuvants.

VI. — CIRRHOSE HÉPATIQUE.

Le mot de cirrhose vient de ce que, dans cette affection, le foie ressemble à de la cire.

Le début est vague ; le malade ressent quelques malaises, puis il s'aperçoit qu'il porte une certaine grosseur au niveau de l'épigastre. Le teint est jaune, ictérique ; c'est le premier phénomène en date. L'ictère, dans ce cas, n'est pas le résultat d'une affection du cœur, car ici la congestion hépatique n'entraîne pas si vite à sa suite l'ictère. Le foie est donc l'organe malade ; aussi y a-t-il douleurs à l'hypocondre droit, douleurs apparaissant sous forme de crises plus ou moins fortes, de durée variable. Bientôt l'ictère augmente ; les sclérotiques deviennent jaunes ; il y a des xanthélasmas aux paupières et à la paume des mains ; ce signe est toujours lié à une affection du foie.

Ces xanthélasmas sont des plaques jaunes de vitiligo ; ces plaques sont presque toujours mamelonnées, ressemblant au molluscum. Leur siège, au début, réside toujours sur les paupières supérieures, notamment à la partie interne de l'œil, pour se déclarer ensuite au front, au cou, aux coudes, aux fesses.

La teinte ictérique générale de la peau est peu considérable.

En explorant l'abdomen, et notamment la région douloureuse, on trouve une certaine renitence avec saillies anormales occupant l'hypocondre droit ; ces saillies sont nettement délimitées par la percussion, et correspondent au foie. Pour établir un diagnostic certain, il ne faut pas oublier que le foie est assez souvent déformé par la constriction du corset, et il faut explorer tous les organes environnants : le gros intestin, où quelquefois des tumeurs fécales peuvent simuler une tumeur du foie ; l'estomac, où pourrait exister une tumeur cancéreuse ; le pancréas, la rate, les reins. Les tumeurs du pancréas se portent vers le rachis ; la rate hypertrophiée a sa région ; les tumeurs des reins occupent les côtés de la colonne vertébrale.

L'exploration de ces divers organes permettra, par élimination, de rapporter la maladie au foie.

Il arrive quelquefois que la vésicule biliaire acquiert un volume énorme, soit par la présence de la bile, dont l'écoulement s'est trouvé enrayé par l'obstruction des voies biliaires, soit par un ou plusieurs calculs. Le siège de cette tumeur vésiculaire et sa délimitation ne pourront la faire confondre avec la cirrhose.

Il sera facile aussi de distinguer la cirrhose d'une hydropisie enkystée de l'ovaire, d'une péritonite chronique, d'une hépatite chronique, etc.

Dans la cirrhose atrophique, le foie est diminué de volume, tandis que, dans la cirrhose hypertrophique, le foie est volumineux et lobulé. Dans la cirrhose hypertrophique, les phénomènes ictériques, sans ascite souvent, se montrent de temps en temps avec des poussées congestives, accompagnées de douleurs vives.

La cirrhose atrophique ne dure guère que deux ans ; la cirrhose hypertrophique, au contraire, peut durer de longues années. C'est une affaire de soins et d'un traitement qui, s'il ne peut certainement faire disparaître la déformation et la lésion du foie, peut en enrayer les congestions et les retarder le plus possible.

Lorsqu'une congestion est passée, les eaux de Vals et l'hydrothérapie soulagent et empêchent une nouvelle congestion.

Dans la cirrhose hypertrophique, outre la teinte jaune de la peau et des sclérotiques, il y a ascite considérable, rate hypertrophiée, œdème à la base des poumons, cœur plus gros qu'à l'état normal et présentant un bruit systolique, membres œdématiés, urines colorées prenant une teinte verte prononcée sous l'influence de l'acide nitrique.

Ces faits bien constatés, il s'agit d'étudier les relations qui existent entre les divers éléments, et de déterminer si l'on est en présence d'un ictère chronique, qui serait le résultat de quelque altération des voies biliaires, de calculs biliaires ou de compression produite par quelque tumeur extérieure au foie.

Aurait-on affaire à une affection cardiaque primitive, dont les accidents du côté du foie ne seraient que la conséquence? Si le malade n'a pas de coliques hépatiques, il faut rejeter toute pensée de calculs biliaires. De plus, s'il y a hypertrophie de la rate avec ascite, on doit rejeter les calculs. Ces mêmes symptômes font aussi rejeter l'idée de compression produite par une tumeur de l'estomac, un kyste hydatique, etc.

Ce n'est pas non plus une cirrhose atrophique qui commence par les capillaires veineux du foie; de là, une gêne de la circulation, et l'ascite consécutive avec hypertrophie de la rate. Mais, généralement, la cirrhose atrophique ne s'accompagne pas d'un ictère très prononcé, et la coloration de la peau est plutôt terreuse qu'ictérique. La cirrhose hypertrophique commence par les voies biliaires capillaires, s'accompagne de tuméfaction du foie et de la rate, et d'un ictère bien caractérisé, mais le plus ordinairement sans ascite.

Chez les alcooliques, la cause est toute trouvée ; aussi a-t-on dit avec raison que ceux qui vivaient dans le vin mouraient dans l'eau.

Dans la cirrhose hypertrophique, les seuls résultats que l'on puisse obtenir, c'est de suspendre par une sage médication la marche de la maladie pendant un certain temps, et même au début la cirrhose peut guérir.

Les eaux de Vals rendent dans ce cas les plus grands services. Suivant les indications, on emploie les eaux alcalines faibles, moyennes ou fortes. L'hydrothérapie, comme tonique général, est aussi un moyen curatif puissant.

VII. — CANCER DU FOIE.

Les malades atteints de cette affection quand ils viennent à Vals, ne présentent ordinairement aucune coloration ictérique, si ce n'est la conjonctive qui est légèrement teinte en jaune.

Généralement la rate, les poumons et l'appareil gastro-intestinal sont sains et ne présentent rien d'anormal. Mais en revanche, le foie offre des duretés inégales, de nombreuses bosselures, séparées de temps en temps par des incisures profondes; on ressent, par le palper, à droite et en haut, une rénitence exagérée, et la matité correspondant à l'organe hépatique se prolonge assez loin dans le flanc droit. Ordinairement le foie descend plus bas qu'à l'état normal, mais il ne remonte pas beaucoup au-dessus de son niveau habituel, comme c'est le cas le plus ordinaire, à moins que la face supérieure ne soit la partie principalement atteinte. Dans ce cas, le foie fait saillie sous le diaphragme, qu'il soulève plus ou moins fortement, refoulant les poumons, déplaçant le cœur, et pouvant déterminer par la suite quelques troubles du côté des organes thoraciques.

Le ventre est ordinairement développé; il y a

ascite. Le diagnostic du cancer est difficile, et l'observation sera d'un grand secours au praticien. On ne peut confondre le cancer avec une tumeur kystique; dans le cancer, la tumeur est dure et rénitente, et n'a pas les caractères du kyste.

Dans la cirrhose hypertrophique, le foie est lisse, régulier; la rate est hypertrophiée avec des phénomènes ictériques. On pourrait fort bien confondre le cancer avec les gommes syphilitiques, surtout si ces gommes forment quelques saillies au moment de leur résorption, et laisse à leur place une cicatrice profonde. Les gommes ne forment pas de tumeurs multiples, innombrables, comme dans le cancer; les gommes sont rarement au nombre de plus de deux à cinq. Et puis les antécédents sont là.

Le cancer du foie se présente le plus souvent sous la forme de marrons disséminés de façon à cribler, pour ainsi dire, l'organe hépatique. Ces marrons sont généralement déprimés à leur centre, et cette dépression caractéristique résulte d'une sorte de cicatrice de chacun d'eux par destruction des cellules qui les constituent et prolifération du tissu conjonctif qui réduit chaque tumeur à une induration fibreuse cicatricielle (Potain).

Cette dépression centrale du marron ou cette cicatrice cupuliforme manque quelquefois.

Le cancer est presque toujours une affection secondaire, mais il peut aussi, bien que rarement, être primitif. Les causes des cancers du foie sont souvent assez difficiles à trouver; aussi faut-il s'enquérir avec soin des antécédents héréditaires.

Cette maladie est incurable. L'eau de Vals ne peut que soulager, en s'attaquant aux symptômes, en faisant disparaître la dyspepsie, la gastralgie qui accompagnent cette affection. Et puis nous avons vu déjà maintes fois, que les eaux alcalines de Vals étaient indiquées dans tous les cas désignés sous le nom d'*obstructions du foie*, dont le cancer fait partie.

VII. — HÉPATALGIE.

Cette affection est loin d'être démontrée d'une manière positive : au dire de Beau, ce serait une névralgie du plexus hépatique. Cette dernière est rare, d'autant plus que le foie est peu sensible, et ne reçoit que quelques filets nerveux d'une sensibilité très faible.

Si l'hépatalgie consiste dans une douleur aiguë, siégeant dans l'hypocondre droit, avec irradiations environnantes, il faut rapporter cette douleur à bien des causes : d'abord à la gravelle des canaux biliaires, à des gastralgies, à des cancers au début, mais surtout à des névralgies dorso-intercostales. S'ensuit-il que l'hépatalgie n'existe pas ? Evidemment non, puisque des observateurs consciencieux l'ont reconnue et décrite ; mais on ne doit l'admettre qu'après un examen sérieux, et par voie d'exclusion.

J'y insiste d'autant moins qu'au point de vue du traitement, les moyens employés sont les mêmes,

Les eaux alcalines et ferro-arsenicales de Vals sont tout indiquées et donnent les meilleurs résultats, surtout si vous y joignez l'hydrothérapie et les douches froides.

IX. — Calculs biliaires. — Colique hépatique.

Il n'est guère possible de séparer les calculs biliaires de la colique hépathique. Voici ordinairement comment les choses se passent : les malades ressentent dans l'hypocondre droit une sensation plus ou moins douloureuse, qui s'irradie aux alentours ; en même temps survient de la constipation; les urines prennent une teinte ictérique, qui se transmet assez vite à la face. Cet état dure plusieurs semaines et quelquefois même plusieurs mois. Puis tout à coup se manifeste une douleur violente, subite, qui embrasse l'hypocondre droit, l'épigastre, le dos, accompagnée presque toujours de nausées et de vomituritions. Le malade est presque toujours courbé en deux ; puis après quelques heures l'accès cesse, et la teinte ictérique se prononce tout à coup avec plus d'intensité. Cet ictère est un signe certain de colique hépatique occasionnée par des calculs biliaires.

Ces coliques hépatiques reviennent par accès qui sont plus ou moins éloignés, et elles ne se terminent que par l'expulsion des calculs, expulsion qui a lieu avec les excréments. Il peut fort bien n'y avoir qu'un seul calcul, mais en général, il est assez gros. Le plus gros que j'aie vu, et il est encore dans ma collection, avait, à l'état frais, la grosseur d'un œuf de pigeon ; actuellement il est encore plus gros qu'une muscade.

Ces calculs, qui se forment dans la vésicule ou les conduits biliaires, gênent le cours de la bile, irritent la glande hépatique, troublent la digestion, et provoquent ces coliques hépatiques, si douloureuses quelquefois, que les malades perdent complètement connaissance.

Souvent il n'y a qu'un accès, mais dans la majorité des cas, il en survient plusieurs à des intervalles variés, ne dépassant pas ordinairement deux heures. Pendant ces accès, on remarque, du côté des voies digestives, de la sécheresse de la bouche, des nausées et des vomissements de mucosités et de bile. Le malade ne veut boire que frais ; aussi est-il assez difficile d'amener chez lui des selles, car les boissons sont toutes rejetées par les vomissements.

L'accès terminé, le malade reste abattu, se plaignant de douleurs à la région épigastrique ; ce n'est que le lendemain ou deux jours après que surviennent des selles liquides dans lesquelles se trouvent un ou plusieurs calculs biliaires. Ces calculs sont formés de cholestérine mélangée ordinairement de mucus et de matière colorante de la bile. Les calculs biliaires se rencontrent dans la vésicule, dans les radicules du canal hépatique, dans le canal hépatique, dans le canal cystique, et enfin dans le canal cholédoque. Ces calculs n'ont pas de symptômes propres tant qu'ils ne gênent pas le cours de la bile; mais lorsqu'ils amènent de l'inflammation des conduits biliaires, les malades éprouvent de la gêne et de la pesanteur dans l'hypocondre droit, gêne qui dégénère souvent en une douleur tantôt sourde, tantôt violente, avec irradiation dans l'abdomen, le dos et l'épaule.

Si les calculs occupent la vésicule biliaire, le palper les fait souvent reconnaître; c'est à l'aide de la percusssion surtout que l'on déterminera, non seulement la matité propre à la vésicule distendue, mais encore le *bruit de collision* des calculs, lorsqu'il y en plusieurs. Ce bruit s'étend aussi à l'aide du stéthoscope, et il se perçoit au frémissement qu'il produit dans la main, à la suite de grandes inspirations, que l'on fait exécuter au malade.

Lorsque les calculs siègent à la naissance du conduit hépatique, ils ne donnent lieu à aucun symptôme propre, sinon à quelques douleurs sourdes dans l'hypocondre droit, douleurs qui peuvent tout aussi bien se rapporter aux calculs engagés dans le canal hépatique. Il est vrai que les calculs de ce canal sont très rares. Dans les cas peu nombreux cités par les auteurs, on a noté comme symptômes de l'ictère, une douleur violente et des troubles digestifs. Dans le canal cystique, c'est autre chose; outre la douleur causée par la distension de ce canal, nous avons la rétention de la bile, la dilatation de la vésicule, l'inflammation, l'ictère avec toutes ses conséquences.

Mais c'est surtout en traversant le canal cholédoque, que les calculs biliaires donnent lieu à ces accès douloureux que nous avons décrits sous le nom de colique hépatique, avec tout son cortège de symptômes.

Il peut se manifester des désordres dans les fonctions biliaires, à la suite d'une maladie fonctionnelle ou organique de l'utérus, et j'ai vu des désordres graves des fonctions biliaires, à la suite d'une suppression brusque de la fonction menstruelle. Dans ce cas, il se fait une congestion aiguë du foie, avec inflammation catarrhale de la vésicule, et formation de nombreux calculs de cholestérine. D'après Frérichs, l'inflammation catarrhale des voies biliaires reconnaît pour cause la plus ordinaire l'extension d'une affection semblable de l'estomac ou de l'intestin au canal cholédoque par le duodénum. Toutes les influences capables de déterminer le catarrhe gastro-intestinal, et au nombre de celles-ci, il signale le refroidissement, peuvent donner lieu à l'inflammation catarrhale de la vésicule. Mais à côté de cette cause la plus fréquente, il signale aussi la congestion du foie, qui s'accompagne fatalement d'hypérémie de la muqueuse des voies biliaires.

Il ne faut pas oublier non plus, ainsi que l'a observé comme nous le professeur Sée, que, « chez certains malades, surtout chez les femmes qui avaient été en effet atteintes de coliques hépatiques avec ictère, il se manifeste, après la disparition des calculs, ou dans l'intervalle des accès, une série de phénomènes qui rappellent complètement l'atonie intestinale, avec les gonflements gazeux, la digestion lente, l'endolorissement de l'abdomen, mais avec cette différence importante, et qu'on a toujours passé sous silence, c'est que les selles sont décolorées, sèches, difficiles, rares, et cela en raison de l'absence de la bile ; ces malades sont traités pour une gastralgie imaginaire, pour une dyspepsie atonique, tandis qu'au fait, ils sont atteints d'une asthénie musculaire de l'intestin, laquelle n'a d'autre raison que la diminution de la sécrétion biliaire. »

Le traitement de la colique hépatique ne doit pas être le même que celui de l'affection calculeuse. Il importe avant tout de calmer la douleur des accès dans la colique : l'opium, la morphine, l'hydrate de chloral, les inhalations de chloroforme, les injections hypodermiques, rempliront ce but avec succès. Il faut, pour en empêcher le retour, y joindre un régime spécial composé de viandes maigres, de poisson, de légumes, de fruits, d'eau vineuse, etc., avec abstention d'aliments gras, de graisse, d'huile, et de vin pur. Le traitement des calculs biliaires doit tendre à expulser et à dissoudre les calculs qui sont dans les voies biliaires, et surtout à empêcher qu'il ne s'en forme de nouveaux. C'est le rôle des alcalins et des eaux de Vals, dont les effets thérapeutiques sont si efficaces, que l'on peut affirmer sûrement une guérison.

Les alcalins et les eaux de Vals communiquent à la bile des qualités particulières ; ces eaux agissent sur les calculs, de manière à les désagréger et à faciliter leur passage dans l'intestin, sans que ce passage amène le plus souvent de colique hépatique. Cependant ces coliques ont lieu quelquefois lorsque les calculs sont volumineux et ne peuvent traverser les canaux cystique et cholédoque.

Si les eaux de Vals ne désagrègent pas les calculs, du moins elles ont une action dissolvante sur la cholestérine, s'emparent du moins des matières grasses du sang, les entraînent en les saponifiant, et empêchent leur dépôt dans la bile. De plus, les eaux de Vals, en dissolvant la matière colorante et le mucus, empêchent la formation des concrétions et désagrègent celles qui s'étaient formées, en leur enlevant ces deux éléments, de telle sorte que la cholestérine reste isolée et réduite en petits fragments.

D'autres pensent que les eaux de Vals, donnant plus de tonicité aux tissus, facilitent, par cette tonicité même, l'expulsion des calculs ; ce n'est pas mon avis. Il est plus rationnel d'admettre l'explication qui précède. Les eaux de Vals sollicitent l'expulsion des calculs en provoquant les sécrétions biliaires dont les produits tendront à entraîner les concrétions qui se sont formées. Quoi qu'il en soit, elles ont au moins leur utilité, c'est d'empêcher la formation des calculs; elles sont dans ce cas des agents thérapeutiques efficaces.

Tant que la sécrétion biliaire reste normale, la bile n'a aucune tendance à laisser déposer les matières solides qu'elle tient en suspension, pas plus que, lorsque la sécrétion urinaire reste normale, l'urine ne laisse déposer l'acide urique, les phosphates et les oxalates qu'elle contient. Ce que nous devons, en conséquence, chercher à obtenir pour prévenir le retour des calculs et des coliques hépatiques, c'est la régularisation des fonctions du foie, comme pour prévenir la gravelle et les coliques néphrétiques, nous devons chercher à régulariser les fonctions des reins.

C'est en répondant à cette indication que les eaux de Vals sont d'une si incontestable utilité, dans le traitement de la gravelle biliaire, comme dans celle de la gravelle urinaire.

Sous l'influence de cette puissante médication bien dirigée, les malades perdent la fâcheuse aptitude qu'ils avaient contractée. Ce n'est pas, dit Trousseau, que les eaux alcalines aient dissous les calculs qui s'étaient formés ; elles ont modifié la constitution et les organes sur lesquels elles semblent avoir une action toute particulière, toute spéciale. Il faudrait bien se garder d'abuser de cette médication alcaline. Si on la continuait trop longtemps, dit-il, on finirait par troubler les fonctions digestives, et par épuiser la constitution. Ces appréhensions ne sont pas à craindre à Vals, où je n'ai jamais rencontré les troubles fonctionnels qu'il signale. Les eaux de Vals sont de ces médicaments que Trousseau appelle à *longue portée*, donnant à entendre par là qu'elles continuent à agir longtemps après qu'on a cessé d'en faire usage. Ainsi, après une saison passée à Vals, les mala-

des, sous l'influence de la médication, restent de
six à dix mois, et même plus, sans éprouver d'accidents.

Il est inutile de les maintenir constamment aux
alcalins; voici ce que je fais ordinairement : la saison terminée, et après deux mois de repos environ,
je prescris chaque mois, pendant dix jours consécutifs, le matin à jeun, une verrée d'une eau alcaline forte, la *Précieuse* généralement.

Le régime doit occuper aussi une place importante : régime mixte, avec préférence de végétaux
herbacés; éviter le beurre, l'huile, les substances
grasses qui, chez ces malades, se digèrent mal.

L'exercice doit être régulier; il facilite les mouvements de composition et de décomposition organiques, et favorise la combustion des matières
grasses de l'économie.

Je ne puis mieux faire que reproduire les conseils du professeur Bouchardat, qui formule ainsi
les indications principales du traitement basé sur
l'hygiène, pour prévenir la formation des calculs
biliaires et les expulser.

« Les calculs biliaires se forment et se déposent
peu à peu. Le traitement pour les expulser, et surtout pour en prévenir la production, doit être *lon-
guement* continué; il est surtout basé sur l'hygiène; nous allons en poser les indications principales. Elles se rapportent à l'alimentation, aux
excrétions, aux soins de la peau, à l'exercice, au
séjour dans une station d'eaux minérales, aux
moyens pharmaceutiques. Avant cela, rappelons

en quelques mots les principales conditions du développement des calculs biliaires. Il est bien évident que la cholestérine se produit en excès par l'abus journalier de certains aliments, au premier rang desquels je place le pain et les autres graines, qui toutes renferment de la cholestérine ou des principes immédiats qui lui donnent facilement naissance. Les œufs agissent dans le même sens, parce que, sous beaucoup de rapports, leur composition les rapproche des graines. Les viandes en excès doivent également favoriser la formation d'un excès de cholestérine ou de matières colorantes de la bile. Il n'est pas moins certain que l'insuffisance des alcalins dans le sang exerce une influence fâcheuse sur la formation et l'élimination de la bile ; c'est pour cette raison que les alcalins sagement administrés rendent de si grands services dans la lithiase hépatique. Je préfère, pour l'usage ordinaire de la vie, la *médication alcaline indirecte*, c'est-à-dire les malates, les citrates, les quinates alcalins, tels qu'ils sont contenus dans les fruits ou feuilles alimentaires. Il est une autre condition qui légitime cette préférence, c'est que les végétaux contiennent de la potasse, que je préfère à la soude qui, du reste, intervient dans notre alimentation de chaque jour, en quantité suffisante sous forme de sel marin. Les citrates, malates, tartrates, quinates de potasse que les feuilles et les fruits contiennent, sont brûlés dans le sang et tranformés en bi-carbonate de potasse.

« La constipation habituelle favorise le séjour de

la bile dans le foie, voilà pourquoi il faut absolument la combattre. Ceci dit, voici le régime prophylactique que j'institue :

« 1° Alimentation. — Manger modérément; s'abstenir de soupe à l'oseille, de tomates, de liqueurs fortes ; régler l'emploi du thé et du café, suivant leurs effets ; un œuf et jamais plus d'un dans la journée, ou s'en abstenir. Les viandes de toute nature (viande de boucherie, volailles, gibier) conviennent ; mais on devra en user modérément. Il faut être encore plus réservé pour les poissons, les écrevisses, les crevettes, les moules ou autres coquillages ; les fromages avancés. Le lait et les fromages frais sont bien indiqués. Les légumes de saison conviennent presque tous ; ils doivent intervenir chaque jour dans l'alimentation. Je citerai particulièrement les laitues, les chicorées, les épinards, les artichauts, les topinambours, les carottes, les panais, les patates, les asperges, les haricots verts et les petits pois, surtout en quantité modérée. Les pommes de terre sont utiles ; elles doivent remplacer une partie du pain aux repas ; ce dernier aliment doit être pris en quantité modérée, on doit préférer la croûte. Les radis ordinaires, le radis noir, peuvent être servis journellement. Les choux, les choux-fleurs, les choux de Bruxelles ne sont point défendus. Les champignons, les truffes, les marrons, les châtaignes, les haricots, pois, lentilles, fèves doivent être pris en quantité modérée.

« L'usage journalier du cresson ou d'une salade de feuilles, laitue, romaine, escarolle, chicorée, barbe de capucin, pissenlit, mâche, scorsonnère, est très utile.

« Tous les fruits peuvent être journellement servis (fraises, pêches, ananas, groseilles, cerises, framboises, prunes, figues, abricots, melons, potirons, concombres, pommes, poires, raisin). Une saison de raisin est bien indiquée.

« Les olives, amandes, noix, noisettes, pistaches, en quantité modérée. Peu de bière; pour toute boisson alcoolique un vin rouge ou blanc, léger, étendu d'une ou deux fois son volume d'eau ou d'eau de Vals Saint-Jean. Les vins blancs mousseux sont contre-indiqués, de même que les boissons très gazeuses, comme l'eau de seltz artificielle.

« 2° *Excrétions*. — Obtenir une, ou mieux, deux selles par jour, par la régularité des heures; faciliter cet effet en prenant au réveil, depuis une cuillerée à café, jusqu'à une cuillerée à bouche, suivant l'effet, d'un mélange à parties égales de tartrate de potasse et de soude, et de sulfate de soude dans un verre de macération de racine de réglisse, de limonade ou d'orangeade fortement sucrée; continuer jusqu'à la régularisation.

« 3° *Exercice*. — Exercer le plus possible les forces, mais sans se surmener, et en évitant les refroidissements non suivis de réaction.

« 4° *Soins de la peau*. — Au lever, lotions rapides avec une éponge imbibée d'eau, suivies de vives et longues frictions avec des linges secs, avec des brosses de chiendent fin et de caoutchouc, puis massage avec la main enduite de quelques gouttes d'huile parfumée.

Chaque semaine, de un à trois bains hygiéniques avec 100 grammes de carbonate de potasse, 2 grammes d'essence de lavande, 5 grammes de teinture de benjoin vanille. Ces bains seront suivis de longues frictions et de massage.

« 5° *Médication pharmaceutique et eaux minérales.* — A. Pour provoquer l'expulsion des calculs, on peut prendre matin et soir de une à trois perles d'essence de térébentine, et en même temps une perle d'éther ou deux. Si cette médication fatigue l'appareil digestif, prendre ces perles aux deux principaux repas.

« B. Pour empêcher la formation des calculs, on peut prendre pendant dix jours, matin et soir et avant chaque repas, une pilule contenant un décigramme de tartrate de potasse et de lithine ; chaque pilule sera avalée à l'aide d'un verre d'eau. Pendant dix autres jours, matin et soir, une cuillerée à bouche, dans un verre d'eau, d'un sirop avec 400 grammes sirop des cinq racines apéritives, et 20 grammes d'acétate de potasse ; pendant dix autres jours, 1 litre d'eau chaque jour, contenant 10 grammes de tartrate de potasse et de soude. Mieux vaut une eau alcaline forte de Vals.

« Au printemps, on peut prendre avec avantage le matin au réveil, pendant un mois, 120 grammes de suc d'herbes (laitue, chicorée, pissenlit,) additionné de 5 grammes d'acétate de potasse.

« C. — Une saison aux eaux de Vals est bien indiquée ; à cette station on boira dans la matinée deux verres d'eau de Vals *Madeleine* ; dans la journée un verre de la source *Précieuse*, et à chacun des deux repas, avec le vin, un verre d'eau de la source *Dominique*. »

J'ai cru devoir modifier quelque peu ce traitement à la station, et augmenter la quantité d'eau absorbée en y ajoutant les bains alcalins et quelquefois les douches froides, les frictions et le massage.

Maladies des reins.

I. — Néphrite.

La néphrite, ou inflammation du rein, s'observe à tous les âges ; elle est le résultat de causes multiples : coups, chutes, blessures à la région des reins ; irritation produite par l'absorption de substances nuisibles, alcool, cantharides, emménagogues, le froid humide surtout ; l'irritation produite par les calculs des bassinets et du rein ; à la suite de maladies de vessie ; sous l'influence de la goutte, de la gravelle, etc.

La scarlatine laisse souvent à sa suite, comme tout le monde le sait, de l'anasarque, de l'albuminurie, de la néphrite.

On ne rencontre à Vals que la néphrite chronique, caractérisée par une douleur plus ou moins vive dans l'une des régions rénales, quelquefois les deux, l'alcalinité de l'urine avec ordinairement un sentiment de faiblesse dans les jambes. Les malades urinent souvent et peu à la fois; l'urine est trouble, laissant déposer beaucoup de sédiments, qui sont ordinairement des phosphates de chaux.

C'est au moment de l'émission de l'urine qu'il faut constater son alcalinité ; plus tard, ce signe n'aurait plus aucune valeur.

Si la néphrite est déterminée par des calculs, si l'urine charrie avec elle une plus ou moins grande quantité de pus, elle détermine toujours des douleurs violentes. Ces douleurs reviennent-elles par accès, avec vomissements, on peut affirmer l'existence de calculs dans les reins.

La néphrite est interstitielle, catarrhale, tuberculeuse, albumineuse, parenchymateuse, etc.

La néphrite interstitielle n'a lieu que chez les vieillards.

La néphrite tuberculeuse ne peut être guérie, mais seulement soulagée.

La néphrite parenchymateuse est caractérisée par l'anasarque.

Je traite ces néphrites par l'eau alcaline faible de Vals, à hautes doses ; j'obtiens ainsi une diurèse très abondante. Avec des urines abondantes, l'enflure commence à diminuer rapidement, et même à disparaître tout à fait, après ordinairement dix ou quinze jours de traitement.

M. le Dr Debove a remarqué, et j'ai fait la même

remarque, que la néphrite interstitielle s'accompagnait souvent d'affections du cœur. Le cœur est hypertrophié, et l'hypertrophie porte généralement sur le ventricule gauche. Cette hypertrophie est-elle cause ou effet? Je crois plutôt à une coïncidence, la néphrite interstitielle n'ayant lieu que chez les vieillards. Aussi n'est-il pas rare de voir la néphrite interstitielle amener une mort subite.

Les eaux alcalines de Vals sont tout à fait indiquées dans le traitement de la néphrite. Ce traitement varie : tantôt j'emploie l'eau faible, si je veux combattre l'affection par des boissons abondantes ; tantôt j'emploie l'eau forte, si la néphrite est calculeuse.

J'y joins toujours les bains alcalins, et quelquefois les douches, qui, pour moi, sont des adjuvants puissants.

II. — Albuminurie.

La néphrite peut être albumineuse, comme nous venons de le dire dans le chapitre qui précède : dans ce cas, la néphrite est liée à une dégénérescence graisseuse des reins. Cette affection porte le nom de maladie de Bright, parce que c'est à ce médecin que revient l'honneur de cette découverte ; elle porte aussi le nom d'albuminurie. Le froid est presque toujours la cause de la maladie de Bright ou de l'albuminurie. La néphrite albumineuse a été signalée aussi comme l'une des complications de la typhlite, par propagation du tissu cellulaire sous-cœcal au tissu cellulaire qui environne le rein et au rein lui-même.

L'important, dans cette affection, est de constater la présence de l'*albumine* dans les urines. On y arrive par trois procédés :

Le premier, le plus pratique, consiste à chauffer un peu d'urine dans un tube, pour voir aussitôt l'albumine sous forme de flocons blanchâtres.

Le second consiste à verser de l'acide nitrique le long des parois du verre qui contient l'urine : on voit alors se former dans la masse liquide 4 zones qui sont de bas en haut :

1° une zone transparente formée par l'acide nitrique ;

2° une zone plus ou moins épaisse, trouble, constituée par l'albumine ;

3° un diaphragme transparent, composé exclusivement d'urine pure ;

4° une dernière zone formée par l'acide urique, opaque, blanchâtre, formant comme une sorte d'hostie, à la surface du liquide contenu dans le récipient.

Quant au troisième procédé, le réactif d'Eisebach, versé à quelques gouttes, donne un précipité très abondant.

Quant au dosage de la quantité d'albumine contenue dans un litre d'urine, le moyen le plus pratique consiste à se servir d'un tube gradué, dont les divisions inférieures correspondent au poids en grammes de l'albumine précipitée par le réactif après 24 heures de repos, à une température moyenne.

La néphrite albumineuse se présente souvent avec tout son cortège d'accidents urémiques, céphalalgie, vomissements, diarrhée, etc., sans compter la diminution ou la cessation de la transpiration cutanée, et une dyspnée habituelle.

M. Landouzy a signalé l'*amaurose* comme un signe nouveau de l'albuminurie. L'altération du sang, résultant de la déperdition continuelle d'albumine, est souvent la cause des hémorrhagies et du purpupa. Cette altération du sang, qui perd ses globules et se remplit d'eau, explique très bien aussi l'état anémique très prononcé que l'on remarque chez les malades, et qui contribue si puissamment à la formation de l'œdème, de l'anasarque et des épanchements séreux dans le péritoine, la plèvre, le péricarde et même le cerveau.

Dans la maladie de Bright, Fauvel a attiré l'attention des praticiens sur un accident qui se manifeste quelquefois, et que j'ai rencontré ; il se déclare un œdème de la muqueuse du larynx, de l'enrouement, puis la voix s'éteint.

On sait que dans l'état physiologique les matières albuminoïdes sont brulées dans le sang et les résidus azotés, l'urée et l'acide urique, éliminés par les reins.

La combustion n'est pas toujours tellement complète qu'il ne passe quelquefois de l'albumine dans les urines. Or, on sait que la véritable albuminurie se manifeste ordinairement dans les maladies qui amènent une grande dépression de la vitalité. Toute diminution notable de combustion dans le sang, toute altération de l'hématose entraine l'albuminurie.

Quant à l'activité de la combustion dans le sang, trop faible pour brûler toute l'albumine qui, à l'état normal, doit disparaitre dans un temps donné, elle laisse diminuer la vitalité générale, la tonicité des tissus, et permet à une portion plus ou moins grande de matière albumineuse de passer en nature dans les urines ; c'est autant de matières organiques qui ne sont point transformées en urée et en acide urique ; la proportion d'urée des urines albumineuses doit par conséquent se trouver moindre que celle exigée par l'état physiologique. C'est en effet, ce qui a lieu dans les maladies par débilité.

Pour M. Bouchardat, la vraie cause de l'albuminurie serait une perversion ou un affaiblissement des fonctions de la peau ; aussi pour lui, le seul traitement rationnel de l'albuminurie consiste à animer les fonctions de la peau, par des frictions et le massage.

On doit y ajouter un régime fortifiant, du vin généreux, associé aux eaux minérales. Or les eaux de Vals, par la stimulation qu'elles impriment à la peau et à la digestion, par l'activité qu'elles donnent à toutes les fonctions d'assimilation, réunissent les conditions les plus favorables, sinon pour guérir, du moins pour modifier avantageusement la position des albuminuriques.

III. — Maladie d'Addison.

Cette affection est caractérisée par un état anémique généralisé, avec une teinte bronzée de la peau. On en rencontre quelquefois à Vals. Cette maladie est causée par une lésion des capsules surrénales, c'est certain ; mais doit-on admettre un rapport de cause à effet entre la lésion capsulaire et les phénomènes constitutionnels ou la coloration de la peau ?

Monsieur Jrenhow pense que ce n'est point à la suppression fonctionnelle des capsules surrénales elles-mêmes, mais bien à la compression ou à la destruction des nerfs nombreux traversant ces capsules, que sont dus les troubles dont il s'agit ; les branches du pnenmo-gastrique et les plexus et ganglions nerveux du voisinage, seraient le point de départ de ces perturbations.

La coloration de la peau serait probablement le fait d'une lésion produite par une semblable compression des nerfs du grand sympathique.

Les symptômes constitutionnels observés sont : dépression nerveuse extrême, mouvements du cœur faibles, pouls filiforme, faiblesse, mouvemements respiratoires peu étendus, essoufflement, hoquet, nausées, efforts de vomissements, température au-dessous de la normale, diminution apparente dans les échanges des tissus.

La seule médication logique à laquelle on doive avoir recours dans cette maladie, encore peu connue, est celle des symptômes, des indications, fournis par l'état du malade. Comme, chez le plus grand nombre d'entre eux, la nutrition est défectueuse, il faut s'occuper de l'estomac, selon les troubles qu'il présente, ainsi que du système nerveux, en consultant son état de dépression ou d'excitation. Dans le premier cas, on aura recours aux excitants périphériques, aux frictions, aux douches froides, que l'on mesurera à la réaction consécutive, car rien n'est plus dangereux qu'une hydrothérapie mal faite.

Les eaux faibles de Vals réveillent l'appétit et favorisent la nutrition, tandis que l'eau de la Dominique combat l'excitation du système nerveux.

Telle est la seule thérapeutique dont on puisse à Vals faire usage : on ne guérit pas, mais on empêche l'affection d'évoluer.

Je n'ai qu'à me louer de ce traitement dans un cas que j'ai eu à traiter ; j'y ai joint les frictions sèches et le massage.

IV. — Gravelle. Coliques néphrétiques.

La gravelle est constituée par des concrétions formées dans le rein, et qui déterminent, en sortant par les voies urinaires, des douleurs connues sous la dénomination de coliques néphrétiques. Ces dou-

leurs manquent souvent, surtout si la gravelle consiste en poudre fine ou en très petits grains.

On a divisé ces concrétions urinaires en:

1° sable; poudre fine et en paillettes;

2° gravelle, lorsque les corps granuleux n'attei-
gnent pas la grosseur d'une tête d'épingle;

3° graviers, lorsque le volume est plus gros et
qu'ils peuvent néanmoins passer dans le canal de
l'urèthre;

4° calculs, quand leur diamètre est trop grand
pour effectuer ce passage;

5° pierres, dénomination réservée aux calculs
encore plus volumineux.

Cette division, très importante au point de vue
pratique, est surtout utile en vue du traitement.

Cette affection s'observe dans l'enfance, chez les
adultes, les vieillards, et plutôt chez les hommes
que chez les femmes. La gravelle est déterminée
par la vie sédentaire, les excès de table, l'usage
des viandes et d'un vin trop généreux, surtout la
fâcheuse habitude de retenir longtemps ses urines.

La gravelle, sœur de la goutte, est très souvent
héréditaire; très souvent aussi ces deux affections
existent simultanément, ce qui doit peu surprendre
puisqu'elles ont une origine commune.

Lorsque la gravelle est constituée par des sables,
elle ne produit ordinairement aucun trouble fonc-
tionnel; cependant, chez quelques malades, il se
manifeste des douleurs sourdes dans la région des
reins, des envies fréquentes d'uriner, de la chaleur
le long de l'urèthre et à l'extrémité de la verge. La

gravelle s'accompagne quelquefois de cystite et de catharre vésical, avec du mucus ou du muco-pus. La gravelle rénale donne bien souvent lieu à des coliques néphrétiques, surtout si un gravier s'engage dans les conduits urinaires, sans pouvoir les parcourir en entier avant de tomber dans la vessie.

Dans la gravelle urique et oxalique, les urines sont acides; alcalines, dans la gravelle phosphatique.

On a divisé la gravelle en :

1° gravelle urique;

2° gravelle d'urate d'ammoniaque;

3° gravelle d'urate de soude;

4° gravelle d'urate de magnésie;

5° gravelle de cystine;

6° gravelle oxalique;

7° gravelle phosphatique.

Cette division a son importance pour le traitement, et le microscope est surtout utile pour aider à reconnaître les différentes espèces de gravelle.

Nous avons dit que quand les graviers étaient trop gros pour traverser librement les urétères, ils déterminent des coliques néphrétiques; ces coliques sont caractérisées par des douleurs violentes, se propageant à la vessie, à l'aine, dans la cuisse et au testicule qui se rétracte vers l'anneau. Cette rétraction s'observe aussi quelquefois dans la typhlite; mais, dans cette affection, la température est plus élevée et plus marquée du côté malade que du côté opposé. Les douleurs des coliques néphrétiques sont très souvent déchirantes, et augmentées encore par la pression. Elles déterminent du côté des voies digestives, du hoquet, des nausées, des vomissements, suivis presque toujours d'une constipation opiniâtre. Le pouls est petit, déprimé; la peau se couvre de sueurs froides; il y a quelquefois une hydronéphrose.

Il n'est pas rare de voir ces accidents si redoutables se terminer brusquement; c'est lorsque le corps étranger qui les cause tombe dans la vessie ou en est expulsé.

L'accès passé, le malade est faible et abattu, et souvent il reste dans cet état vingt-quatre ou trente-six heures.

La gravelle, qui donne naissance à ces symptômes, se différencie également par sa couleur : rouge c'est la gravelle urique; blanche, c'est la gravelle phosphatique; jaune, c'est la gravelle oxalique.

Le traitement de la gravelle et des coliques néphrétiques qui en sont le résultat, est à peu de chose près, le même pour ces deux affections. Seulement, dans les coliques néphrétiques, comme il faut avant tout combattre la douleur, il ne faut pas négliger, avec les bains prolongés, les narcotiques, les injections hypodermiques et surtout le chloroforme en applications extérieures et en inhalations. Ce dernier moyen nous a toujours rendu les plus grands services.

Les eaux de Vals sont à juste titre vantées pour le traitement de la gravelle; elles sollicitent doucement la sécrétion urinaire, apaisent les douleurs des reins et de la vessie, entraînent les sables, les graviers, les concrétions, le mucus, et par le fait rendent aux urines leur limpidité normale.

Leur effet est quelquefois lent; aussi doit-on insister longtemps sur leur administration.

Comme généralement la gravelle est urique, j'ai institué, ainsi que pour la goutte, un traitement dont les malades n'ont qu'à se louer : ce traitement n'est que la fusion du traitement du lavage à grande eau, avec neutralisation de l'acide urique par les eaux alcalines fortes, lorsque le rinçage est complet. Il est basé sur les traitements de Contrexéville et de Vichy réunis.

Non seulement les eaux de Vals rendent les urines alcalines, mais elles exercent encore leur action sur les calculs urinaires qu'elles désagrègent, ce qui rend leur expulsion plus facile. Bien plus, elles empêchent la formation de nouveaux graviers pendant un temps plus ou moins long, en neutralisant la diathèse urique ; celle-ci, se trouvant modifiée dans ses causes organiques, cesse de se manifester.

Les eaux de Vals ne bornent pas leur action à la gravelle urique; elles sont aussi très utiles dans les autres gravelles. On a élevé bien des objections contre la médication alcaline, mais elles sont tombées devant les faits pratiques qui démontrent, jusqu'à l'évidence, que les eaux de Vals modifient les urines, qu'elles rendent alcalines et limpides, empêchent la formation de l'acide urique, et préviennent le retour de coliques néphrétiques, qui occasionnent aux malades des douleurs si violentes.

Je n'ai pas vu les eaux de Vals aggraver l'état des malades ; bien au contraire, elles ont toujours amené chez eux, sinon une complète guérison, du moins une amélioration marquée.

Le traitement prophylactique de la gravelle et des coliques néphrétiques se rapproche beaucoup dans son ensemble du traitement prophylactique des calculs biliaires : pour ne pas me répéter, j'y renvoie le lecteur.

Mais si nous envisageons chaque espèce de gravelle, on peut les diviser en quatre groupes :

1° acide urique et urates,

2° cystine,

3° oxalate de chaux,

4° phosphates.

A chacun de ces groupes se rattachent des maladies liées à l'existence même des graviers et des calculs.

Indiquer les causes de la production de la gravelle dans chacun de ces groupes, c'est en faire le traitement prophylactique.

1° *Acide urique et urates.* — Les causes de la production de l'acide urique dans l'économie ou mieux les causes de l'affection *polyurique* ou *polyurie* portent sur l'alimentation, l'inertie, l'insuffisance de respiration, et les maladies de l'appareil digestif.

A. *Alimentation.* — Il faut manger peu et juste ce que l'on dépense, car si l'on mange plus, on produit la polyurie. Les alcools et les vins sont à éviter; ils augmentent la production d'acide urique. A côté des alcooliques viennent les corps gras, les sucres en excès, et certains aliments herbacés, tels que les asperges, les haricots verts, etc. Le pain en excès est aussi une des causes de la polyurie.

B. *Inertie*. — La paresse corporelle, un exercice mal dirigé, produisent de l'acide urique; voilà pourquoi cette affection est si fréquente dans les villes où la vie sédentaire est, pour ainsi dire, une habitude.

C. *Insuffisance de la respiration*. — L'air des cafés et des grandes réunions, certaines maladies qui amènent de la gêne dans les fonctions pulmonaires, sont des causes de production d'acide urique.

D. *Maladies du tube digestif*. — Les maladies du foie, du pancréas (Mercier), de l'estomac, et en général tout ce qui trouble la digestion, produisent la polyurie. N'avons-nous pas la dypepsie des gourmands ? Et puis, qui ne se rappelle cette phrase évidemment exagérée de Jame Eyre ; « Les gros mangeurs se creusent une tombe avec leurs dents.

2° La *cystine* ou calculs cystiques ou *cystinurie* est très rare ; elle paraît liée à une affection du foie. Le traitement prophylactique consiste à boire de grandes quantités de boissons et à prendre beaucoup d'exercice.

3° La grande quantité d'oxalate de chaux ou *oxalurie*, est l'apanage des habitants de la campagne.

L'oxalurie serait une affection intermittente,

tandis que la polyurie est habituellement permanente.

Tout ce qui, dans les aliments, contient un oxalate acide, doit être évité ; ainsi l'oseille, les tomates, les fruits acides, pommes, poires ; les vrilles de raisin, que l'on mange avec tant de plaisir dans les campagnes, sont aussi une cause d'oxalurie. Puis viennent les excès de sucre, les vins mousseux, les bières gazeuses.

Les eaux alcalines faibles de Vals, bues en grande quantité, sont très utiles dans l'oxalurie.

4° Le dépôt de phosphates dans l'organisme, ou *phosphypostase*, ne doit nous occuper qu'autant qu'il y a du phosphate ammoniaco-magnésien. Ce corps étranger, insoluble, donne naissance à la gravelle blanche, qui peut être l'origine de grands désordres. L'abus des alcalins, d'une nourriture animale excessive, trop de fruits, de fraises, de pommes de terre ; la vessie se vidant mal ; les urines ammoniacales avec du pus ou un excès de mucus, donnent naissance aux dépôts phosphatiques et surtout aux dépôts phosphatiques ammoniaco-magnésiens.

Vider la vessie quatre fois par jour ; prendre des boissons aqueuses abondantes, avec bains prolongés, constitue la meilleure médication ; non seulement elle conjure tout danger, mais encore elle peut amener une guérison solide.

V. — Goutte.

J'ai cru devoir faire suivre la gravelle de la goutte avec laquelle elle a de si grands rapports ; comme elle, elle subit l'influence de la polyurie. En effet, la cause première de la goutte est un excès d'acide urique dans le sang, lequel dépend lui-même d'une combustion incomplète des matières azotées.

En dehors de l'hérédité, le point de départ de la goutte est donc un défaut d'activité vitale, par suite du genre de vie que l'on mène. La source est l'estomac, car les causes accidentelles ne sont que des occasions. La dyspepsie des goutteux et des rhumatisants est ordinairement acide ; les autres organes sont subsidiairement attaqués, et c'est ainsi qu'on observe bien des inflammations goutteuses, surtout la néphrite.

Règle générale, et toute réserve faite de l'hérédité, la cause de la goutte est une surcharge d'acide urique dans l'organisme, ou bien, avec Bouchardat, « l'accumulation d'urate de soude dans le sang et dans plusieurs organes, soit par excès de production, soit par insuffisance d'élimination, est la véritable caractéristique de la goutte. »

On a dit que la goutte était fille de Bacchus et de Vénus. Les plaisirs de la table, l'ingestion d'une grande quantité d'aliments azotés, produisent une accumulation d'acide urique dans le sang et qui y reste s'il n'est pas brûlé. L'abus des corps gras et du sucre, en raison de leur affinité pour l'oxygène, nuisent aussi à l'oxydation des matières azotées. Voilà comment les gros mangeurs aboutissent à la diathèse urique; mais ce sont surtout les boissons fermentées qui sont la cause de la goutte.

MM. Garrod et Charcot ont dit que c'était à tort que l'on incriminait l'alcool : ce sont bien plus les boissons fermentées que les alcools, et surtout la bière; c'est principalement dans les pays à bière que l'on rencontre la goutte.

Voilà ce que l'on a dit; mais cela me paraît exagéré, dit le Dr Bucquoy, et je crois que les excès alcooliques peuvent parfaitement donner lieu à des manifestations de la goutte.

De plus, tout ce qui entraîne une insuffisance dans la combustion physiologique, vie sédentaire, défaut d'exercice, c'est-à-dire tout ce qui produit un excès de recettes sur les dépenses, favorise la goutte.

L'abus des travaux intellectuels, de fortes et longues contentions d'esprit, favorisent la goutte; il en est de même de l'abus des plaisirs vénériens, mais ici il faut tenir compte de la débilitation qui s'ensuit, laquelle amène une dépression générale, et aggrave l'état goutteux. Une dernière influence est celle de l'intoxication saturnine qui, aujourd'hui, est reconnue comme cause prédisposante de la goutte. C'est ainsi que les peintres, les ouvriers plombiers en seraient souvent atteints, ainsi que l'a remarqué Garrod, en Angleterre.

Les pays chauds exposent moins à la goutte que les pays froids. Dans ces derniers, la maladie est plus franche; dans les pays chauds, elle revêt un caractère larvé. Si la goutte est plus franche dans les pays froids, cela tient au froid humide de ces climats, froid qui détermine fréquemment la goutte.

- La goutte se manifeste ordinairement de 30 à 35 ans; elle est plus fréquente chez l'homme que chez la femme; chez la femme, la goutte est moins franche que chez l'homme.

Au début d'une attaque de goutte, les petites articulations se prennent, le gros orteil, le talon ou l'articulation du pied; après un jour ou deux, la douleur passe à l'autre pied. Cette douleur, souvent excessive, s'accompagne de gonflements articulaires, de tuméfaction et de rougeur, avec fièvre intense. Cette première attaque, avec exacerbation la nuit, dure ordinairement quelques jours, puis le malade est tranquille pendant quelques semaines.

A la seconde attaque, la goutte peut envahir, avec les pieds, les genoux, les mains, et même les hanches.

Ces accès de goutte peuvent durer quelques semaines, et souvent quelques mois.

La goutte peut quelquefois se dissiper entièrement; mais ordinairement elle revient après un ou deux ans pour passer à l'état chonique. Dans ce cas, les attaques sont moins douloureuses, mais durent bien plus longtemps; elles amènent à la suite du gonflement répété des articulations, le dépôt de tophus qui finissent par rendre la marche difficile, causer des douleurs et déformer les articulations.

Certains symptômes sont pathognomoniques de la goutte, au même titre que ces tophus : telles sont les attaques aiguës d'inflammation uni-articulaire avec douleur vive, inflammation, gonflement, rougeur de la peau.

On ne donne, d'après quelques auteurs, le nom de goutte qu'aux maladies qui s'accompagnent d'un dépôt d'urate de soude; mais on peut être goutteux avant le dépôt de cet urate, et combien le sont ainsi ! C'est le moment le plus propice pour combattre, non seulement les attaques de goutte, mais la diathèse urique qui leur donne naissance.

Il n'est pas rare de voir la goutte se porter de l'extérieur à l'intérieur, *remonter* ou *rétrocéder*, comme on disait autrefois. S'il se développait une maladie de cœur, on disait que la goutte s'était portée au cœur. C'est cette métatase, objet d'effroi pour les malades, qui succède à la disparition de la fluxion articulaire, et qui cause la mort; cette mort est due à des embolies ou à des accidents urémiques.

L'attaque de goutte est toujours précédée de troubles intestinaux; c'est au point que Todd en faisait dériver la goutte. C'est une pseudo-dyspepsie, avec des signes d'embarras gastrique ou de catarrhe muqueux. D'autrefois, ces phénomènes se traduisent par une *cardialgie* violente, avec crampes d'estomac, coliques, hoquet continuel, pyrosis et vomissements de matières âcres; on dirait un empoisonnement, et qui dit que ce n'est pas une intoxication par l'acide urique? Avant de se prononcer, il faut se tenir sur une sage réserve, en attendant des faits plus nombreux qui en donnent la démonstration.

Prévenir et diminuer les attaques de goutte, tel doit être le but du médecin.

Ainsi que je l'ai relaté déjà pour le traitement de la gravelle, j'emploie à Vals un traitement basé sur le lavage et sur la neutralisation de l'acide urique, cause ordinaire de la goutte, par les eaux alcalines fortes.

Pendant huit à dix jours, je fais prendre progressivement de l'eau alcaline faible à hautes doses, puis lorsque les reins, les bassinets, la vessie sont complètement débarrassés de graviers, et que l'urine ne dénote plus guère d'acide urique, j'emploie les eaux alcalines fortes à une dose qui varie de quatre à six et même huit verrées par jour. Je m'informe toujours de l'acidité de l'urine; lorsque l'urine devient alcaline, je commence à diminuer la dose des eaux fortes. J'ai obtenu par ce traitement des succès durables; je pourrais citer nombre d'exemples où la guérison s'est maintenue un an et même plus, sans nouvelle attaque.

Il arrive quelquefois à Vals qu'une attaque de goutte se déclare; je la combats toujours par l'hydrothérapie et les applications de chloroforme; je n'ai eu qu'à me louer des bons effets de ce traitement. Quant à la goutte chronique, pour laquelle on vient à Vals, les eaux de cette station sont, comme M. Rilliet l'a dit pour les eaux de Vichy, sinon un remède spécifique, du moins un moyen précieux à mettre en usage dans le traitement de la goutte; elles rendent les accès moins fréquents, moins longs, moins douloureux, et tendent à diminuer et à faire disparaître les accidents locaux qui en sont la conséquence.

Le traitement prophylactique peut se résumer en quelques mots : boire et manger avec sobriété; éviter les boissons alcooliques; exercice actif tous les jours; s'abstenir de viandes noires, de gibier; se tenir toujours à l'abri du froid humide et des refroidissements; employer les frictions sèches et le massage sur les articulations envahies; prendre à chaque repas un peu de vin coupé avec les deux tiers d'eau alcaline faible de Vals. M. Bouchardat recommande l'eau de la source Saint-Jean.

VI. — Rhumatismes.

Le rhumatisme chronique a beaucoup d'analogie avec la goutte; c'est au point que Chomel et Requin les considèrent comme des affections identiques. Dans ces deux affections, il y a un fonds originel commun avec des accidents consécutifs de même ordre; mais aussi il existe entre elles des différences bien tranchées. Le rhumatisme attaque les gens pauvres; la goutte ne s'observe que chez les gens de la classe riche. Le rhumatisme affecte les grandes articulations, la goutte se localise principalement dans les petites. Dans le rhumastime, les dépôts autour des articulations sont des dépôts colloïdes organisés, tandis que dans la goutte, les dépôts sont cristalloïdes (urate de soude).

La gravelle urique accompagne fréquemment la goutte. On appelle en langue vulgaire rhumatismes goutteux une affection qui se limite aux pieds et aux mains, y reste persistante, sans produire de dépôts calcaires.

Cette variété de rhumatismes comprend deux classes : la première, constitutionnelle, qui peut prendre toutes les articulations ; la seconde, purement locale, se limite à une articulation.

Malheureusement ces deux groupes peuvent se confondre.

L'arthritisme est une diathèse, une prédisposition à l'arthritis, inflammation particulière, affectant plusieurs articulations, s'accompagnant d'un épanchement plus ou moins abondant, et n'arrivant que très rarement à la suppuration.

L'arthritisme est héréditaire le plus souvent, mais il peut être acquis.

L'herpétisme est le cousin [germain de l'arthritisme, et vit avec lui en bonne amitié.

La diathèse rhumatismale est donc une simple prédisposition innée, héréditaire, une sorte de péché originel, dit M. Bouilland, qu'on apporte en venant au monde, et qui a sa raison d'être dans la constitution, que le rhumatisant tient de ses ascendants.

La fièvre rhumatismale n'existe jamais sans une détermination locale ; si cette détermination ne se manifeste pas dans les articulations ou dans les viscères, c'est qu'elle existe dans le système vasculaire général.

Nous avons eu à soigner à Vals un homme au facies pâle, décoloré, amaigri et boursouflé ; les mains étaient aussi enflées. Il y avait de l'œdème aux extrémités inférieures. Cet œdème est-il la conséquence d'une gêne de la circulation ? est-ce une altération des reins ? Rien au cœur, point d'albumine dans les urines. Comme cet homme avait eu beaucoup de rhumatismes, passés à l'état chronique, il ne pouvait y avoir qu'une altération du sang. Avec les articulations tuméfiées, sans rougeur toutefois, bien qu'elles présentent une certaine raideur qui en limite les mouvements, je pense à un affaissement adynamique avec déglobulisation. Le traitement mixte, eaux alcalines et ferro-arsenicales, m'a donné raison.

La cause du rhumatisme est un refroidissement produit par le passage du chaud au froid. L'action du froid retentit dans tout l'organisme et y provoque toutes les manifestations locales externes et internes que l'on observe dans le rhumatisme.

Très souvent on rattache au froid humide des douleurs musculaires qui ne sont que le résultat de la fatigue que produit l'exercice des muscles. Les douleurs rhumatismales des anciens militaires sont des douleurs résultant de marches forcées, d'exercices musculaires continuels et excessifs, surtout de la station prolongée; ces marches, ces exercices ont amené chez ces militaires une altération dans la structure des muscles, un affaiblissement d'action qui, à l'occasion du moindre refroidissement, reproduisent souvent ces souffrances dites rhumatismales.

Très souvent aussi on prend pour des douleurs rhumatismales des points douloureux et des élancements autour des articulations; ces points ordinairement circonscrits, ne sont autre chose que des névralgies.

Les eaux minérales de Vals ont une efficacité incontestable dans le traitement des rhumatismes chroniques et des douleurs musculaires dites rhumatismales. On ordonne, suivant les circonstances, soit les eaux alcalines faibles, soit les eaux fortes, et même les eaux ferro-arsenicales, si l'anémie ou une surexcitation nerveuse accompagne les rhumatismes.

Les frictions, le massage, les bains, les douches, l'hydrothérapie sont très utiles et favorisent surtout l'efficacité des eaux minérales.

VII. — Diabète ou Glycosurie.

Le diabète sucré ou glycosurie est une maladie caractérisée par la présence du sucre dans les urines : ces urines, ordinairement très abondantes, sont altérées; elles sont décolorées, inodores, d'une densité qui varie de 1020 à 1060 à l'aréomètre, décelant par l'ébullition avec de la potasse, de la soude, de la chaux, la présence de la glycose sous la forme d'une couleur brune rougeâtre que ne présente aucune des autres urines.

Les malades atteints de diabète ont toujours soif, mangent beaucoup, et, malgré cela, se plaignent d'une grande faiblesse musculaire et d'amaigrissement.

La glycosurie est le résultat d'un trouble de l'innervation; c'est ainsi que l'élongation des nerfs provoque le diabète, en produisant un retentissement sur les centres; la physiologie et l'étude histologique du bulbe viendront compléter ces recherches, qui peuvent devenir plus tard d'une grande utilité pour résoudre cette question.

Le sucre est constaté par les réactifs, potasse, liqueur de Fehling, sous-nitrate de bismuth, etc.

Le diabète est une maladie grave, qui doit tôt ou tard amener la mort du malade, si on ne le soigne pas.

J'ai vu le diabète être benin, et disparaître après quinze jours de traitement à Vals; d'autrefois, il est plus tenace et demande des soins journaliers; enfin il est quelquefois intermittent.

Les causes du diabète, après l'alimentation, sont des coups sur la nuque, de grands troubles moraux.

Le diabète survient quelquefois rapidement; c'est ainsi que je l'ai vu se déclarer à la suite d'une chute de voiture; le malade accusait du malaise, de la faiblesse; à peine pouvait-il se tenir debout;

la marche était fatigante. On avait méconnu chez lui l'affection, bien qu'il eût reçu d'un praticien distingué les soins les plus rationnels. Seule, l'analyse de l'urine mit sur la voie du diagnostic.

Ce diabétique était considéré à tort comme phtisique ; il toussait un peu et maigrissait à vue d'œil.

Une saison à Vals l'a complètement guéri.

Il est vrai que cette affection était cachée par d'autres symptômes qui pouvaient donner le change : dyspnée spéciale, coma, bouffissure de la face et des extrémités ; point d'albumine, rien au cœur ni aux poumons.

L'albuminurie accompagne quelquefois le diabète ; la maladie devient alors plus grave, par suite de l'affaiblissement qu'amène cette complication.

Le diabète non sucré ou polyurie coïncide toujours avec la polydypsie, et la polyurie est en raison directe de la polydypsie.

Je me rappelle un malade qui rendait jusqu'à onze litres d'urine par jour, et qui avait toujours soif ; il buvait le jour et la nuit.

Je l'interroge sur ses antécédents, sur son appétit, etc. Il ne savait à quelle cause rapporter son affection, sauf à un frisson intense, après avoir passé une nuit à la pêche ; son appétit était bon, mais quelquefois il mangeait beaucoup plus que d'habitude, sans éprouver de malaise ; il avait maigri considérablement ; la peau était sèche, lisse et luisante avec démangeaisons ; l'haleine était fétide ; il avait eu des furoncles de temps à autre, même il en portait un à la joue gauche. Je pense aussitôt au diabète; point de glycose dans les urines. J'ai répété cette expérience tous les quatre à cinq jours, et je n'ai jamais trouvé de sucre dans les urines. Il y avait aussi absence d'albumine. Nous avions donc affaire à une polyurie simple.

Les eaux fortes, *Précieuse*, *Madeleine*, *Vivaraise n° 7*, avec les bains alcalins et les douches froides comme adjuvants, ont complètement guéri ce malade, après trente jours de traitement.

J'ai eu aussi à traiter un polyurique qui rendait cinq litres d'urine par jour; il se relevait souvent la nuit pour uriner; il avait une soif vive, un appétit extraordinaire. Ses urines étaient pâles, claires, limpides, sans trace de sucre.

Avec le traitement précédent, il a quitté Vals complètement guéri.

Dans le diabète sucré ou glycosurie, nous avons aussi la polyurie, mais avec du sucre dans les urines. Et puis, du côté de l'appareil digestif, deux symptômes dominent la scène : ce sont la polyphagie et la polydypsie. Quelquefois, il y a des nausées avec constipation et douleurs épigastriques. Quelquefois aussi, on rencontre des troubles cardiaques; le cœur est dilaté avec un léger bruit de souffle à la pointe.

Pour les organes respiratoires, ils sont très souvent atteints, surtout à la dernière période de la glycosurie. J'ai remarqué, dans ces cas, que la diminution du sucre amenait un amendement notable dans les symptômes du côté des poumons.

Presque tous les diabétiques ont des démangeaisons insupportables, avec des éruptions multiples (prurigo, érythème, psoriasis, lichen, etc.).

Les diabétiques meurent quelquefois subitement; cette mort rapide survient souvent sans transition, au milieu quelqufois de la meilleure santé apparente. Une des causes nouvelles de la mort des diabétiques est une intoxication par l'acétone ou *acétonémie*, dont les trois symptômes capitaux sont : la dyspnée, l'agitation, le coma.

Ces symptômes sont accompagnés de vomissements, de douleurs épigastriques, avec haleine chloroformique très nette. M. le D\u2009 Leroux croit que l'acétonémie n'est autre chose que l'urémie, qui lui ressemble en tout, sauf l'haleine chloroformique.

L'étude du diabète est inséparable du traitement. On connaît la théorie de Bouchardat : « la présence des matières sucrées dans les urines diabétiques provient de la transformation de la fécule en sucre », c'est-à-dire d'une combustion incomplète, tout comme se forment des acides dans les dyspepsies.

M. Bouchardat admet dans l'économie des diabétiques un ferment qui a, sur l'amidon, une action toute semblable à la diastase. Chez les glycosuriques, la digestion des féculents est très rapide, et s'opère dans l'estomac, et la glycose passe immédiatement dans le sang, tandis que chez les personnes en état de santé, cette digestion est lente, et donne quelquefois lieu à des acides.

La théorie de Mialhe est toute différente : « Il n'existe pas, dans l'estomac des glycosuriques, de diastase diabétique ; la digestion des féculents s'opère de la même façon chez les diabétiques que chez les personnes en bonne santé ; chez les deux, l'amidon est transformé en glycose par la diastase salivaire et pancréatique ; mais chez les personnes saines, la glycose est décomposée par l'alcali du sang, tandis que, chez les diabétiques, le sang ayant perdu tout ou partie de son alcalinité, la glycose n'est pas décomposée, et est éliminée en nature par les reins. »

Nous n'entrerons pas dans l'examen de ces deux théories ; mais nous dirons que celle de Bouchardat est la plus probable, puisque chez les diabétiques il y a production anormale de sucre, bien plus que la digestion ordinaire n'en peut fournir. Sans cela, on ne s'expliquerait pas l'état de marasme et de consomption dans lequel tombent ces malades. Mais il faut tenir compte du système nerveux cérébro-spinal, qui est profondément affaibli, surtout après des excès nocturnes.

En dehors des symptômes ordinaires du diabète : soif inusitée, augmentation de l'appétit, sécheresse de la peau, urines abondantes, nous devons aussi signaler le dépôt gommeux qui empèse la chemise, et qui révèle aux malades la présence du sucre ; la diminution, et même l'anéantissement des fonctions viriles, et enfin l'affaiblissement de la vue.

Arrivant de suite au traitement, nous dirons que les eaux de Vals constituent la médication la plus favorable du diabète ; j'en ai obtenu les résultats les plus heureux. Toujours mes diabétiques sont partis, sinon guéris, du moins fortement améliorés. Il est vrai que, pour obtenir quelques-unes de ces guérisons, deux mois de traitement à Vals ont été nécessaires. J'ai vu, à la suite d'imprudence, le sucre reparaître dans les urines, et la soif recommencer à se faire sentir ; mais, au bout de quelques jours d'un traitement sévère, ces symptômes disparaissaient comme par enchantement.

Ordinairement j'ordonne à mes diabétiques, après leur séjour et leur traitement à Vals, de boire dans les vingt-quatre heures deux bouteilles d'une eau alcaline forte, *Précieuse*, *Madeleine*, *Vivaraise 7*, etc.

A Vals, mon traitement consiste à prendre progressivement de six à dix verrées, et même plus, d'une eau forte, de manière à prendre au moins dans les vingt-quatre heures de 20 à 30 grammes de bicarbonate de soude.

J'y joins, pour rétablir la transpiration, les bains alcalins, les bains de vapeur, les frictions et un habillement complet de flanelle.

Le régime prophylactique est de la plus haute importance ; aussi je ne puis mieux faire que de reproduire les préceptes et les conseils que M. Bouchardat donne aux diabétiques à ce sujet.

« Manger modérément et lentement, bien diviser, bien mâcher tous les aliments. Tant que la quantité des urines rendues en vingt-quatre heures sera supérieure à un litre et demi, boire le moins possible et prendre peu d'aliments liquides, tels que bouillons, soupes, etc. Pour faire des potages gras ou maigres, il faut employer la farine de gluten, ou la semoule de gluten de Cormier. Combattre le sentiment de la soif en mâchant des olives, des graines de cacao torréfiées ou du café torréfié. Éviter le repos et le sommeil après le repas ; pour cela, une bonne promenade en sortant de table est très utile. Ne se coucher que quatre à cinq heures après le dernier repas. S'abstenir du tabac ou fumer le moins possible.

« La première règle qu'on doit observer, c'est la suppression aussi radicale que possible des aliments féculents et sucrés, tant qu'ils ne sont pas complètement utilisés. Cette suppression, avec un exercice de chaque jour en rapport avec les forces, constitue la base du traitement.

« *Aliments défendus.* — Voici la liste des aliments féculeux ou sucrés les plus usuels qui doivent être proscrits tant qu'ils ne sont pas utilisés. Pain, pâtisserie, riz, maïs et autres graines farineuses ; les pommes de terre, les fécules de pommes de terre, d'arrow-root, de sagou, de tapioca et autres fécules alimentaires ; les pâtes farineuses, telles que semoule, macaroni, vermicelle, etc. ; les haricots, pois, lentilles, fèves ; les marrons et les châtaignes ; les radis, les carottes, les navets et autres racines féculentes ou sucrées ; tous les fruits, et particulièrement les fruits sucrés, tels que les raisins, les figues, frais ou secs, les prunes et les pruneaux, les pommes, les poires, les ananas, les melons, etc. ; le sucre, le miel, les confitures et autres aliments et boissons sucrés ; le lait ; la bière, le cidre, les limonades et les boissons acides, surtout lorsqu'elles sont sucrées. Dans les sauces, la farine et la chapelure doivent être remplacées par la farine de gluten ; on ne doit pas y faire intervenir le caramel, les oignons, les navets, les raves.

« *Aliments permis.* — Les aliments qui peuvent être permis sont très nombreux ; nous allons en faire une énumération aussi complète que possible.

« Il n'est pas nécessaire d'adopter une nourriture exclusivement animale ; il est de beaucoup préférable de choisir une alimentation mixte qui est plus complète.

« Tant que les urines contiendront du sucre, remplacer le pain ordinaire par le pain de gluten de Cormier, ou par les biscuits de gluten torréfiés, ou par les gâteaux au gluten de la même fabrique, et en manger le moins possible, car tous ces produits contiennent encore de la farine.

« Les viandes de toute nature, aussi bien les viandes blanches que les viandes noires, peuvent être conseillées, celles d'animaux adultes sont préférables, le gibier convient très bien, ainsi que les quartiers de porc, surtout ceux qui sont gras. Parmi les différentes parties des animaux, les foies et les morceaux gélatineux. La cervelle, les rognons, la fagone, les boudins, de même que les viandes fumées ou salées, telles que jambon fumé, bœufs de Strasbourg, mortadelle d'Italie, saucissons de Lyon, conviennent ; tous les assaisonnements qui stimulent l'appétit, tels que moutarde, sel, poivre, raifort, conviennent ; on peut même essayer le radis noir, quoiqu'il contienne de la fécule; pour les fritures ou les sauces, il faut employer la farine de gluten de Cormier, pour les croûtes rôties, du pain de gluten.

« Tous les poissons d'eau douce comme les poissons de mer, frais, salés ou fumés, offrent une ressource variée et très précieuse. Les autres animaux alimentaires, tels que les huîtres, moules, écrevisses, langoustes, homards, crevettes, escargots, grenouilles, etc., peuvent être permis.

« Les œufs, sous toutes les formes si variées qu'a imaginées l'art culinaire, sont d'une grande utilité.

« Si le lait est défavorable, la crême fraîche et de bonne qualité convient; il en est de même du beurre, dont nous recommandons spécialement l'usage journalier, les fromages de toute sorte, frais, salés, fermentés, etc., offrent une précieuse ressource alimentaire.

« Les légumes qui peuvent être permis sont assez nombreux; on doit observer seulement que les corps gras (huile, beurre, graisses, lard) doivent entrer en quantité plus élevée que de coutume dans leur préparation, et, quoi qu'il en soit, comme certains légumes, tels que les choux, contiennent encore de la fécule ou du sucre, ils doivent être pris en quantité modérée, et leur influence dans l'alimentation devra être appréciée par l'essai des urines rendues deux à quatre heures après leur usage. Quand ils augmentent la quantité de glycose, il faut en user modérément. Tous les légumes doivent être blanchis à grande eau bouillante et bien égouttés. Voici la liste des principaux légumes qui peuvent être permis :

« Epinards, chicorée, laitue, artichauts, choux, choux-fleurs, choux de Bruxelles, choucroûte, haricots verts, asperges, salsifis, cardons, céleri, champignons, truffes. Les jaunes d'œufs et la crême doivent remplacer la farine dans les sauces. On peut manger les salades de feuilles et particulièrement les suivantes : laitue, romaine, escarole, chicorée, barbe de capucin, pissenlit, mâche, scorsonère, cresson. On peut essayer l'usage de céleri, mais on doit apprécier son influence sur la composition de l'urine. Peu de vinaigre et beaucoup d'huile ou de crême dans les salades.

« Pour le dessert, outre les fromages, les olives, les amandes, les noix, les noisettes fraîches ou sèches, les pistaches peuvent être permises. On peut accorder du chocolat au gluten ou à la glycérine, sans sucre ni farine, qui peut être préparé à l'eau et à la crême.

« L'usage des bons vins rouges vieux, des fins cépages de la Bourgogne ou du Bordelais est favorable, une bouteille dans les vingt-quatre heures, voilà la quantité qui convient.

« Le vin de Champagne mousseux et tous les autres vins sucrés et mousseux, ou seulement sucrés, ne doivent pas être permis ; il en est de même des eaux gazeuses, comme l'eau de seltz. On peut couper le vin soit avec de l'eau pure, soit avec une infusion de 10 grammes de quinquina loxa concassé pour un litre d'eau, soit avec de l'eau dans laquelle on aura fait dissoudre par litre une ou deux cuillerées à café de sel de seignette (tartrate de potasse et de soude).

« Le café et le thé sans sucre conviennent généralement ; cependant il est bon d'en apprécier l'influence en examinant les urines après leur usage. Il faut préparer le thé pékao à pointes blanches, associé au thé de fleurs d'oranger. On peut ajouter au thé ou au café un peu de crême, ou du rhum, d'eau-de-vie, du kirsch, mais on doit limiter l'usage des alcooliques aussitôt qu'ils déterminent de l'excitation encéphalique. En général, on fera bien de s'abstenir de liqueurs fortes ou d'en user avec une grande modération.

« *Aliments par lesquels il faudra commencer de revenir à la vie commune quand les urines ne contiendront plus de sucre, mais en ayant soin d'essayer les urines après leur usage, afin d'être certain que les sucres ou les fécules sont utilisés.* — Echaudés, pain de son, pain ordinaire, mais toujours en quantité modérée : préférer la croûte ou le pain légèrement torréfié au four, pommes de terre frites, semoule de gluten ordinaire. — Essayer du pain, dans la préparation duquel on remplacera le sel ordinaire par du sel de Seignette. On peut souvent mélanger le sel de Seignette avec le quart de son poids phosphate de soude et un peu de sel marin. Ce pain est préférable quand il est légèrement torréfié, il faut toujours en manger un peu.

« On peut accorder les fruits suivants : fraises,

pêches, ananas, framboises, groseilles, cerises, mais toujours sans sucre et en quantité modérée.

« On peut essayer les pommes et les poires, mais toujours en quantité modérée, crues et sans sucre. On peut boire de la bière de garde, mais vieille, non gazeuse, pure ou étendue d'eau.

« Toutes les fois qu'on use des aliments à l'aide desquels il faut commencer de revenir à la vie commune, il est important d'essayer fréquemment les urines, afin de reprendre immédiatement le régime sévère aussitôt que le sucre reparaît dans les urines. »

VIII. — Obésité.

On peut rattacher au diabète l'obésité, qui en est une des causes prédisposantes.

L'obésité est un vice de nutrition, qui produit une accumulation de graisse dans toutes les parties du corps, et qui donne aux personnes qui en sont affectées, un volume considérable. Cet amas exagéré du tissu adipeux cause une gêne immense à l'exercice de toutes [les fonctions. Les causes de l'obésité sont l'oisiveté, la vie sédentaire, le repos au lit, la bonne chère, l'abus des féculents, etc.

L'hygiène de l'obésité, pendant l'usage des eaux minérales de Vals, consiste dans l'emploi des aliments azotés avec proscription complète des substances grasses et sucrées ; après le régime vient l'exercice, qui doit être en rapport avec l'âge et les habitudes des malades.

12.

Şans l'exercice [et le régime, les eaux de Vals sont impuissantes ; mais le meilleur moyen de prévenir et de guérir l'obésité est, concurremment avec les précautions précédentes, de boire de 4 à 10 verres d'une eau alcaline forte, *Précieuse*, *Souveraine*, *Vivaraise* 5, *Favorite*, etc. Ces eaux favorisent l'élimination des principes hydro-carbonés. Des obèses que j'ai eu à traiter à Vals, j'ai surtout noté le cas remarquable d'un individu qui, en moins de six semaines, a diminué de 30 livres sans que sa santé en souffrît ; il absorbait 24 grammes de bi-carbonate de soude par jour en boissons, suivait un régime sévère, et prenait quatre heures d'exercice dans la journée.

Par suite de l'exercice, le travail musculaire a pour conséquence une consommation des substances albuminoïdes, des hydrates de carbone, et des substances grasses de l'économie, qui dégagent l'énergie qu'elles contiennent, pour subvenir au besoin de ce travail et de la chaleur animale.

Lorsque l'équilibre n'est point maintenu, entre l'énergie des dépenses et l'énergie produite sous forme d'aliments, le corps diminue de poids et s'amaigrit. Les principes immédiats, ainsi détruits, s'éliminent principalement sous les deux formes d'acide carbonique et d'urée, dont les quantités sont exactement proportionnelles à l'énergie dépensée comme travail.

On voit par là combien l'on peut tirer avantage de l'exercice et du travail musculaire contre l'obésité.

Maladies génito-urinaires.

I. — Cystite et Catarrhe de la Vessie.

En traitant de la gravelle, nous avons vu que le séjour prolongé de graviers et de calculs dans la vessie, y amenait une inflammation ; cette inflammation n'est autre que la cystite ; passée à l'état chronique, elle est désignée sous le nom de catarrhe de vessie.

La cystite chronique ou catarrhe vésical, se caractérise par du lumbago, quelquefois des douleurs nerveuses sciatiques ; des douleurs dans les jambes, qui gênent plus ou moins la marche.

Quelquefois, il se manifeste des troubles du côté de l'estomac. J'ai vu, à la suite d'une rétention d'urine produite par une cystite cantharidienne, un œdème occuper l'abdomen et les extrémités inférieures ; ces symptômes disparurent sitôt que la vessie fut vidée de l'urine qu'elle contenait.

Les inflammations de la vessie sont causées surtout par les rétentions d'urine ; la vessie trop distendue, et trop souvent, finit par s'enflammer chroniquement ; aussi les vieillards y sont-ils particulièrement sujets.

La cause qui a déterminé la cystite chronique ou le catarrhe vésical, est surtout utile à connaître ; il faut se renseigner sur le régime, sur l'alimentation, sur les excès qui causent si souvent la cystite; il ne faudra pas négliger les antécédents, explorer au besoin la vessie, pour reconnaître si elle contient des calculs ; rechercher s'il y a eu précédemment des blennorrhagies, s'il y a rétrécissements de l'urèthre, gonflement de la prostate, lésion du col vésical, etc.

Dans le catarrhe chronique, l'urine est rendue fréquemment, et en petite quantité; elle est généralement alcaline, et contient du pus ou du muco-pus, au moment de l'émission. Ce liquide est filant quelquefois, et forme, après sa sortie, un dépôt blanchâtre, plus ou moins abondant. L'urine, une fois refroidie, dégage une odeur ammoniacale très prononcée.

Les eaux faibles de Vals, *Marie, Saint-Jean, Pauline, Reine, Vivaraise* 1, *Amélie*, etc, m'ont rendu de grands services dans le catarrhe vésical; elles stimulent la contractilité des fibres musculaires de la vessie, qui chasse plus facilement l'urine et les mucosités qu'elle renferme.

L'innocuité de ce traitement permet sans danger aux praticiens de l'employer en toute sécurité.

Il est cependant des cas où le médecin doit agir avec prudence, c'est lorsque la vessie est surexcitée, et que ces fibres musculaires se contractent trop facilement, en présence de la surabondance d'eau absorbée et qui émigre dans ce réservoir; il pourrait s'ensuivre des irritations qui amèneraient une rétention. Dans ces cas, il est extrêmement

utile de prendre des bains tièdes prolongés, et longtemps continués. Il ne faut non plus négliger de
vider le rectum, dès le matin, par un lavement ou
un purgatif doux, et cela pour que l'intestin, excité
par les matières, ne provoque pas les contractions
de la vessie. Ainsi, donner l'eau en petites proportions à la fois, en boire très fréquemment, et en
même temps prendre de grands bains tièdes prolongés, constitue le meilleur traitement de la cystite chronique avec surexcitation, et on ne saurait
croire, en suivant ces préceptes, combien on calme
promptement la douleur et les souffrances.

Il faut aussi proportionner la quantité d'eau à
boire, au degré de densité et d'épaississement des
urines. Ordinairement, après quelques jours de
traitement, le sédiment, le dépôt est moins épais,
moins abondant, puis les urines deviennent claires, limpides, les douleurs cessent, l'appétit revient
et la santé reparaît.

Dans la cystite chronique des vieillards, j'ai re-
tiré d'excellents résultats des douches froides au
périnée et à l'hypogastre, et que je faisais suivre de
frictions sèches d'après le traitement de M. Civiale.

II. — Urémie.

L'urémie est regardée généralement comme un
empoisonnement du sang par l'urée, et on appelle
urinémie l'empoisonnement du sang par l'urine.
Comme, dans l'urémie, il y a diminution et même
suppression d'urine, on a confondu ou plutôt réuni

ces deux affections en une seule, et l'urémie est restée comme le résultat des accidents causés par la présence de l'urine dans le sang.

L'urémie est une maladie qui est loin d'être démontrée. Suivant le Dr Ortille (de Lille) l'urémie est une des terminaisons possibles du cancer de l'utérus ; elle survient lorsque l'élimination de l'urine est rendue impossible à la suite de l'obstruction des urétères comprimés ou envahis par la tumeur.

Un symptôme tout à fait nouveau, dans l'urémie, c'est la disparition brusque ou totale des douleurs, une *analgésie* complète.

En dehors du cas spécial du cancer utérin, en est-il de même dans tous les cas où l'état urémique survient (néphrite, etc.) ? C'est encore un point à étudier, car comme nous le disions tout à l'heure, l'urémie n'est pas bien démontrée.

L'urémie, d'après ce savant médecin, serait non pas un empoisonnement du sang, mais une cachexie, c'est-à-dire un état de souffrance générale, de misère physiologique, qui s'étendrait à tous les organes.

Les accidents urémiques donnent lieu quelquefois à des symptômes qui se portent sur la poitrine ; il y a de la dyspnée avec embarras dans le poumon où l'auscultation rencontre quelques râles à la base, sans aucune lésion au cœur.

D'autrefois ces phénomènes se portent sur les voies digestives ; on a alors la forme gastro-intestinale avec vomissements alimentaires, muqueux ou bilieux.

Pour expliquer l'urémie on a émis plusieurs théories :

1° celle de la rétention de l'urée, ou théorie de Wilson ;

2° celle du carbonate d'ammoniaque ;

3° enfin, celle des matières extractives, ou méthode de Chotin.

Toutes ces théories ont été attaquées, et aucune ne rend complètement compte des faits cliniques : on ne peut donc, dans l'état actuel de la science, que constater les accidents auxquels l'urémie donne lieu, sans pouvoir indiquer par quel processus ils se produisent.

Que l'urémie soit un empoisonnement ou une cachexie, le point important est de chasser les substances toxiques qui sont mélangées au sang, et qui agissent ensuite sur les organes en y déterminant des lésions variables, sous le rapport de leur gravité, ou de faire disparaître cette misère physiologique, résultat de la cachexie.

Les eaux alcalines faibles de Vals, à hautes doses, en passant par l'appareil circulatoire et urinaire, entraîneront facilement au dehors ces substances toxiques, surtout si on y joint les bains prolongés. De plus, par leur action tonique, elles redonneront à l'organisme l'énergie qui lui fait défaut ; dans ce dernier cas, les eaux ferro-arsénicales seront un adjuvant puissant.

III. — Hypertrophie de la prostate.

Il n'est pas rare de voir coïncider avec les calculs urinaires ou avec les maladies de vessie, une hypertrophie de la prostrate. Cette affection est le privilège de la vieillesse. L'hypertrophie de la prostate est une des causes de là cystite chronique, du catarrhe vésical.

Les causes de l'hypertrophie de la prostate sont, en dehors de l'âge, la vie sédentaire, les inflammations de l'urèthre, les excès vénériens, la fatigue du cheval, de la voiture, etc.

L'hypertrophie est totale ou partielle. Totale, elle cause une rétention d'urine ; dans ce cas, par le toucher rectal, on reconnaît une tumeur globuleuse bien limitée, qui remonte dans le petit bassin ; partielle, elle peut occuper un seul lobe, ou le lobe moyen, ou la valvule prostatique. Quand l'hypertrophie occupe un seul lobe, la tumeur est régulière, mais plus dure que dans l'hypertrophie totale.

Dans l'hypertrophie du lobe moyen ou de la valvule prostatique, le cathétérisme seul permet de préciser le diagnostic.

L'hypertrophie partielle s'accompagne de douleurs vagues au périnée, avec ténesme et difficulté d'aller à la selle.

En boissons, les eaux faibles de Vals, prises à

petites doses, avec douches froides périnéales et anales, constituent le traitement de l'hypertrophie de la prostate.

IV. — SPERMATORRHÉE.

La spermatorrhée est l'émission fréquente et involontaire de la semence, émission qui a lieu pendant le sommeil, et même de jour, sous l'influence de la moindre idée érotique. Ces évacuations ont lieu avec ou sans érection ; pendant la nuit, avec ou sans rêves, et pour ainsi dire à l'état mécanique, pendant les actes de la miction et de la défécation, lorsqu'on est constipé.

La constipation, les hémorrhoïdes, les rétrécissements de l'urèthre, les entozoaires, les affections dartreuses du prépuce et de l'anus, les phlegmasies chroniques ou l'atonie des canaux éjaculateurs, etc., sont les causes accidentelles de la spermatorrhée, mais la cause principale consiste dans une sensibilité exagérée de l'appareil génital, dans la honteuse habitude des excès solitaires. La spermatorrhée est une cause d'épuisement, d'impuissance et de stérilité.

Les pertes séminales se manifestent par l'écoulement d'un liquide clair, visqueux, filant, tachant le linge, et dans lequel le microscope découvre des zoospermes.

Lallemand a parfaitement décrit cette affection ; mais il en a exagéré les tristes effets.

13

La spermatorrhée n'est souvent qu'une prosta-
torrhée avec éjaculation précipitée sans érection et
sans désirs vénériens ; dans ce cas, le microscope
seul peut, par l'examen du liquide prostatique, établir un diagnostic certain.

Le traitement de la spermatorrhée doit reposer
sur les causes qui la produisent ; voilà pourquoi le
médecin doit combattre la constipation, les hémorrhoïdes, les entozoaires, les affections de l'anus, du
prépuce, etc. Puis viennent le traitement hygiénique, les recommandations morales, les toniques,
pour remédier à l'épuisement, à la débilité, à la
fatigue locale. Il faut avoir bien soin, en ordonnant
des toniques, d'éviter des excitants, qui sont très
pernicieux aux malades. Beaucoup parmi eux, en vue
d'un mariage à courte échéance, voudraient être
guéris en trois semaines, un mois ; il faut leur faire
comprendre que leur maladie est curable, mais
qu'elle peut se prolonger quelquefois longtemps.

A Vals, les bains de siège froids à eau courante,
les douches générales froides, les douches périnéales, m'ont rendu de grands services. Aux malades à tempérament lymphatique, je faisais toujours prendre deux douches générales froides par
jour, et en même temps deux douches froides locales.

Aux malades sanguins et nerveux, je ne prescri-
vais qu'un bain de siège froid de courte durée.

Aux anémiques, une seule douche froide par
jour. En même temps, ils buvaient une eau alcaline
faible, matin et soir, et aux repas, de la *Dominique*
ou de la *Saint-Louis*.

Sous l'influence de ces moyens, l'individu abattu se relevait; les organes reprenaient de la force et de la fierté; la gaieté et l'entrain réapparaissaient, et la guérison ne tardait pas à se faire attendre.

X. — Vulvite.

Il n'est pas rare de rencontrer à Vals des affections de la vulve; il arrive quelquefois qu'à la suite de leucorrhée, d'excitation produite par les règles, qu'une inflammation violente se déclare à la vulve; souvent cette inflammation devient chronique; ce sont alors des démangeaisons très agaçantes, et dont on comprend l'inconvénient.

Souvent la vulvite chronique n'est que le résultat d'un état général des malades; c'est alors qu'il faut modifier la constitution, par une médication appropriée.

Il faut distinguer la vulvite simple de la vulvite folliculeuse, et de la folliculite vulvaire. J'ai rencontré l'an dernier un esthiomène anovulvaire; je l'ai traité par les bains *St-Louis* et la *Dominique.*

A la suite de ce traitement, un mieux sensible s'est déclaré, puis je lui ai conseillé d'aller l'hiver à Nice, Cannes ou Menton, respirer l'air de la mer, et combattre (puisque la maladie tient de la scrofule), par une douce température, les complications qui pourraient survenir du côté des glandes de la poitrine.

J'ai eu aussi à traiter deux cas de vaginisme, l'un, compliquant l'hystérie, et l'autre survenu à une jeune femme accouchée depuis six mois ; chez cette dernière, il y avait une hyperesthésie vaginale, telle que tout rapprochement conjugal était impossible. Après examen, n'ayant trouvé aucune fissure, aucune ulcération, pour expliquer cette hyperesthésie, je diagnostiquai du vaginisme. Dans le premier cas, des grands bains alcalins prolongés, et l'eau de la *Dominique* pour boisson, ont amené une détente dans la contraction vulvaire.

Dans le second cas, les grands bains alcalins le matin, des bains St-Louis le soir avec injections dans les bains, et un traitement mixte, ont amené après cinq semaines une guérison complète.

Revenons à la vulvite : lorsqu'elle est le résultat d'une débilitation de l'organisme, d'un état scrofuleux, chlorotique ou herpétique, je la traîte par l'eau de la *Dominique*, l'eau de la *St-Louis*, avec des grands bains, des douches et des lotions répétées plusieurs fois par jour. Si la vulvite s'attaque à des sujets arthritiques, je remplace les eaux ferro-arsénicales par les eaux fortes sodiques : j'ordonne la *Précieuse*, le n° 5 des *Vivaraises*, la *Souveraine*, etc., en boisson, et en même temps je prescris un grand bain alcalin chaque jour, des douches et des lotions répétées.

VI. — LEUCORRHÉE (Fleurs blanches).

La leucorrhée est l'écoulement, par le vagin et le col de l'ultérus, d'une matière muqueuse blanchâtre, sans lésions appréciables, assez abondante pour incommoder les sujets.

Il ne faut pas confondre avec la leucorrhée, l'issue d'un liquide albumineux et incolore du col, chez les femmes qui n'ont aucun rapport sexuel; cet écoulement est physiologique, et nullement pathologique.

La leucorrhée est l'apanage des grandes villes; elle est plus rare dans les campagnes.

Les personnes lymphatiques, scrofuleuses, chlorotiques, dartreuses, sont très souvent affectées de fleurs blanches. Les vaginites chroniques, la plupart des maladies du vagin et de l'utérus, s'accompagnent souvent de leucorrhée.

Lorsque la leucorrhée est abondante, et que le mucus est irritant, elle engendre presque toujours des inflammations vaginales, et même du col de l'utérus.

Les femmes atteintes de fleurs blanches souffrent quelquefois beaucoup; elles éprouvent des douleurs dans les lombes, dans les cuisses, au bas-ventre; en urinant, elles ont souvent la sensation de brûlure. En même temps se manifestent des symptômes généraux; il y a inappétence, tiraillements d'estomac, dyspepsie, gastralgie, chlorose, anémie, sans compter une multitude d'accidents nerveux variés, migraine, palpitations, etc.

Le traitement de la leucorrhée doit varier suivant les causes qui la produisent.

Le plus grand nombre de ces écoulements provient d'excoriations du col; la cautérisation avec l'azotate d'argent est le moyen mis en usage lorsque les ulcérations sont anciennes et peu étendues. Lorsque la leucorrhée dépend de la scrofule, du lymphatisme, de l'herpétisme, les eaux ferro-arsénicales et alcalines sont parfaitement indiquées.

D'autrefois, j'emploie un traitement mixte, surtout chez les personnes à tempérament sanguin, avec susceptibilité nerveuse très prononcée. Les injections abondantes avec les eaux alcalines fortes et froides, les bains de siège froids de peu de durée (de 5 à 10 minutes) ont amené chez les malades des améliorations notables, et souvent la guérison; mais il faut avoir soin de faire ces injections lentement et avec douceur.

VII. — MÉTRITE.

Pour faciliter l'étude de cette affection, on a distingué parmi les inflammations de l'utérus, la métrite du col, la métrite interne, la métrite parenchymateuse ou du corps, et enfin la métrite puerpérale, lorsqu'il n'y a pas vacuité de l'utérus.

Les métrorrhagies constituent un symptôme si

fréquent de la métrite interne aiguë, que Bennet a pu dire avec juste raison que l'écoulement du sang était aussi caractéristique de cette maladie, que le crachat sanglant l'était de la pneumonie.

En présence d'une métrorrhagie persistante, alors même que l'on ne découvre aucun symptô me d'inflammation utérine, on doit diagnostiquer une métrite interne. s'il n'y a pas une altération du sang, ou une tumeur intra ou péri-utérine, ou bien encore un cancer de l'utérus.

Les malades au début éprouvent un malaise qu'elles ne peuvent définir ; ce sont des lassitudes, des douleurs abdominales sourdes ; puis survient un écoulement, constitué d'abord par du mucus clair, puis par un liquide sanguinolent, et au bout d'un certain temps, ces symptômes prennent le caractère d'une vraie hémorrhagie.

Les règles se prolongent et avancent au point que les malades perdent continuellement. Au toucher, le col est entr'ouvert, le corps augmenté de volume, et la cavité très augmentée aussi.

Employant avec les plus grandes précautions l'hystéromètre ou la sonde, on pénètre facilement à 7 ou 8 centimètres ; la sonde se meut facilement dans la cavité.

Dans la métrite parenchymateuse, on observe, non pas des hémorrhagies, mais de la dysménor- rhée, ou douleurs à l'époque des règles qui sont souvent irrégulières.

La métrite du col est toujours liée à une métrite interne ou à une inflammation chronique de la muqueuse utérine. Cette métrite existe souvent chez les jeunes mariées ou à la suite de rapprochement au moment des époques.

Dans la métrite du col, il y a presque toujours des ulcérations avec l'engorgement. Quelquefois l'engorgement n'existe que sur une seule lèvre, et on reconnaît que cet engorgement est le résultat d'une métrite interne lorsque le col donne passage à un liquide albumineux, blanchâtre, épais. La rougeur de la lèvre, sur laquelle coule ce liquide, indique, d'après Nonat, s'il y a antéversion on rétroversion. Le spéculum permet de constater cet écoulement à travers le col, et en même temps les ulcérations qui sont le plus souvent la cause de la leucorrhée.

On reconnaît l'engorgement du col avec antéversion ou rétroversion, lorsqu'il se manifeste du ténesme vésical ou rectal.

L'augmentation de volume de l'utérus, qui est le résultat de métrite chronique, amène souvent une descente de matrice très prononcée, et par la suite, une congestion utérine, surtout chez les femmes lymphatiques et affaiblies.

Quant au diagnostic, le plus difficile est avec les tumeurs de l'utérus ; le toucher souvent suffit, mais le plus souvent il faut avoir recours au cathétérisme ; c'est alors que la sonde est arrêtée par la présence d'une tumeur, et ne peut pénétrer plus loin, ou bien elle pénètre très profondément, à 10 centimètres et même plus, c'est-à-dire plus loin qu'elle ne le ferait dans la métrite.

Il ne faut pas confondre l'avortement avec la métrite, surtout dans les premiers mois de la grossesse; toutefois l'avortement est une cause de métrite. Le froid humide est aussi une cause de
métrite, et cause encore peu connue; il ne faut pas
la perdre de vue.

Il arrive quelquefois que, dans les affections chroniques, surtout dans les affections de matrice, la
résolution s'arrête; pour la faire avancer de nouveau, il faut stimuler énergiquement la nutrition;
les eaux de Vals arrivent parfaitement à ce but.

La métrite chronique, lorsqu'elle n'atteint pas un
degré avancé, ne fait pas beaucoup souffrir les malades; on remarque bien un peu d'inappétence, de
dégoût des aliments, des goûts bizarres, avec un
peu d'impatience, d'irascibilité, surtout s'il existe
en même temps de la leucorrhée; mais il ne faut pas
s'endormir et négliger la position; cette maladie
portée à un plus haut degré, entraîne bien vite le
découragement, l'anémie et l'amaigrissement.

Les eaux alcalines fortes de Vals, par leur action
altérante, favorisent singulièrement la guérison de
la métrite.

Je fais prendre à ces malades un bain alcalin
chaque jour, et de quatre à six verrées d'une eau
alcaline forte, *Précieuse*, *Vivaraise 5*, *Marquise*.
Aux personnes affaiblies et débilitées, la *Dominique*, la *Saint-Louis* sont tout indiquées.

Si on ordonne des douches, il faut le faire avec la
plus grande prudence, et ne les prendre qu'avec
sagesse et très lentement.

13.

VIII. — Ulcérations.

Comme nous venons de le voir, la métrite s'accompagne souvent d'ulcérations. D'après le Dr Sinéty, ces ulcérations ne constituent pas à elles seules toute la maladie; mais elles ne seraient qu'une des nombreuses manifestations de la métrite. La cautérisation, d'après ce praticien, n'aurait aucune influence; bien plus, elle aurait un effet fâcheux dans les pseudo-ulcérations. Je ne suis pas de cet avis, car il est reconnu que la cautérisation rend de grands services dans les ulcérations superficielles.

Le Dr Sinéty appelle l'attention des cliniciens sur les ulcérations du col; pour lui, ces ulcérations n'en sont pas; tous les points en apparence ulcérés sont recouverts de leur épithélium, et on trouve à ce niveau des glandes qui n'y existent pas à l'état normal. La présence de ces glandes explique l'écoulement muqueux ou purulent, si abondant dans ces cas.

Tous les médecins qui s'occupent des maladies des femmes n'ignorent pas qu'il est souvent très difficile d'enlever le mucus adhérent au col de l'utérus. Le moyen proposé par M. Pajot, pour débarrasser le col de toute sécrétion et le *moucher* complètement, consiste à tremper un pinceau de charpie dans du jaune d'œuf cru et frais, à badigeonner le mucus pendant quelques secondes, et à donner une injection ou deux, tout en agitant doucement le pinceau.

Le traitement des ulcérations varie suivant les tempéraments et les constitutions. Tantôt on emploie le bain alcalin avec la douche alcaline donnée avec de l'eau forte. En même temps, on fait boire tantôt l'eau forte, tantôt l'eau faible ; cette dernière convient surtout aux personnes nerveuses. Il est des cas où l'on n'emploie que les eaux ferro-arsénicales, en bain et en boissons. J'ai ordonné avec fruit des injections vaginales avec l'eau de la *Dominique* et de la *Saint-Louis* ; presque toujours, à la suite de ces injections astringentes, les ulcérations se cicatrisaient et disparaissaient entièrement.

IX. — Stérilité.

Aux maladies de matrice se rattache naturellement la stérilité.

La stérilité dépend de l'homme aussi bien que de la femme ; mais les causes de la stérilité sont bien plus nombreuses chez la femme que chez l'homme.

Les causes de la stérilité chez l'homme sont locales et générales : les causes locales sont des vices de conformation et des altérations des liquides spermatiques, surtout l'acidité du sperme. Les causes générales sont des excès de toutes sortes, la faiblesse, les cachexies, etc. La spermatorrhée est une cause de stérilité, ainsi que l'impuissance.

L'impuissance est beaucoup plus fréquente qu'on ne le croit généralement. Ses causes sont multiples ; mais elle est habituellement le résultat de l'épuisement déterminé par un usage immodéré et vicieux des plaisirs vénériens et de la masturbation.

L'impuissance est complète ou incomplète ; toutes deux peuvent guérir, mais la seconde plus fréquemment ; aussi, chez ceux-ci, l'usage des plaisirs vénériens doit être réglé avec beaucoup de sévérité par le médecin. Il ne faut pas perdre de vue que de 60 à 65 ans le coït est, en général, nuisible à l'homme.

Des individus ayant des spermatozoïdes parfaits peuvent cependant être inféconds ; la fécondité tient donc à un certain nombre de causes indépendantes de la présence des spermatozoïdes, et qui nous échappent encore.

Le Dr Dubrisay a signalé une cause d'impuissance produite par le salicylate de soude, à la dose de 3 à 4 grammes. Cette impuissance n'est heureusement que temporaire ; elle dure environ vingt-quatre heures. Ces atteintes à la virilité sont d'autant plus importantes à connaître que, sans le savoir, nous prenons tous du salicylate avec les aliments et les boissons : le beurre, la bière, le vin, les conserves de fruits et de légumes. Une femme peut être injuriée gravement, comme on le voit, par son mari, sans le savoir. Si le fait se confirme, le salicylate de soude va devenir une cause de troubles dans les ménages.

Il est des individus pusillanimes, au système nerveux surexcité, qui, après avoir abusé de tous les plaisirs, se persuadent qu'ils ont complètement perdu la virilité, et tombent dans une tristesse profonde et le découragement. A ceux-là, il faut, en dehors des moyens hydrominéraux, affirmer que leur débilité n'est que dans leur imagination ; qu'ils ne doivent pas douter d'eux-mêmes et se laisser entraîner par une crainte chimérique ; en un mot, il faut agir sur leur moral.

La stérilité qui dépend de la femme, résulte aussi de causes locales et générales. Les causes locales sont des vices de conformation des organes, des maladies du corps et du col de l'utérus.

Les causes générales sont une faiblesse constitutionnelle, un état maladif habituel, des maladies chroniques liées à un état cachectique, la chlorose, l'anémie, etc.

Des travaux physiques exagérés, des marches forcées, l'équitation, l'abus des plaisirs vénériens, un tempérament génital trop prononcé, la prostitution, sont aussi des causes de stérilité.

La femme obèse est très souvent stérile ; aussi, chez elle, les appétits vénériens sont ordinairement très faibles.

Ce sont les maladies de l'utérus qui causent le plus fréquemment la stérilité, antéversion, déviation, inflammations chroniques, etc. Dans ces divers cas, la stérilité survient de trois manières différentes : 1° l'état de l'ouverture du col, de sa cavité ou celle du corps, ne permet pas le passage des spermatozoïdes ; 2° l'ovule fécondé ne peut pas se greffer sur la muqueuse malade ; 3° l'ovule ne peut pas se développer dans un organe malade et qui ne s'approprie pas à son évolution.

Le Dr Charrier a signalé une cause peu connue de stérilité : c'est l'acidité du mucus vaginal, en dehors de toute leucorrhée. Voici les conclusions émises par l'auteur :

1° Dans quelques cas rares, chez une femme parfaitement portante, les sécrétions utéro-vaginales peuvent être acides, ainsi que le démontre le papier de tournesol qui, trempé dans ce mucus, devient rouge.

2° Cette acidité peut être un obstacle absolu à la fécondation, les spermatozoïdes étant frappés de mort, même dans un milieu légèrement acide.

3° Pour remédier à cet état normal des liquides utéro-vaginaux, il faut avoir recours à un traitement alcalin.

4° Cet état acide disparaissant et les liquides étant devenus neutres, l'obstacle est levé et la conception peut avoir lieu.

Cette disparition de l'acidité sous l'influence du traitement alcalin explique les succès que l'on obtient à Vals.

Avant le Dr Charrier, Kuchenmeister avait déjà remarqué que le mucus vaginal acide était funeste aux spermatozoaires.

Malgré tout ce qui précède, la cause de la stérilité ne se trouve pas toujours. Des femmes bien conformées, dont toutes les fonctions s'exécutent normalement, sont parfois stériles, même avec des hommes jouissant de tous les attributs d'une santé parfaite.

Beaucoup de dames viennent à Vals pour faire cesser chez elles la stérilité. Si cet accident fâcheux vient de l'acidité du mucus vaginal, il est facile de remédier à cette cause qui disparaît assez vite ; j'ai remarqué qu'il fallait de 15 à 20 jours de traitement pour arriver à neutraliser l'acidité de ce mucus. Il y a deux ans, les eaux de Vals m'ont donné, chez une dame stérile depuis 8 ans, un succès complet. Elle prenait chaque jour avec lenteur trois injections ; ces injections duraient 20 minutes ; elle a bu de la *Précieuse*, à la dose progressive de 4 à 8 verres ; enfin un grand bain alcalin où elle restait une heure et demie a complété le traitement.

Comme on le voit, la stérilité due à cette cause, se combat par les eaux alcalines fortes *intus et extra*.

Si la cause de la stérilité dépend d'un déplacement de la matrice, d'une inclinaison vicieuse, si le mari fait fausse route, comme dit M. Pajot, une petite éponge y remédie facilement. On y joint de grands bains pour prévenir les inflammations.

Dans les cas de surexcitation, de vaginisme, les injections d'acide carbonique sont utiles. Si l'utérus, si la muqueuse utérine sont malades et sont les causes de la stérilité, les eaux de Vals sont des moyens précieux pour la combattre ; j'emploie les douches, les bains, les demi-bains, et les eaux fortes à l'intérieur à doses progressives de 3 à 7 ou 8 verrées par jour.

Chez l'homme, si la stérilité dépend de l'acidité du sperme, les eaux alcalines fortes doivent être données à l'intérieur à hautes doses ; en même temps des grands bains prolongés et des injections dans le canal doivent compléter le traitement.

Si la stérilité est due à l'impuissance, le traitement est à peu de chose près le même que celui de la spermatorrhée : douches froides générales, douches périnéales, bains de siège froids, frictions aromatiques le long de la colonne vertébrale ; pour boisson, la *Dominique*, la *St-Louis* ou une eau alcaline faible, suivant le tempérament ou la constitution du sujet.

Maladies nerveuses.

Il ne nous reste plus à parler que des affections tributaires des eaux ferro-arsénicales ; nous commencerons par les maladies nerveuses, si fréquentes chez les femmes.

On peut prendre souvent une irritation spinale pour du nervosisme ; or, on sait « que l'irritation spinale est due à une anémie des cordons postérieurs ». L'irritation spinale est un symptôme d'un état nerveux, c'est vrai, mais d'un état nerveux toujours accompagné d'une anémie plus ou moins prononcée. Cette donnée implique au traitement la plus grande importance.

Les symptômes de l'irritation spinale seront différents, selon que l'anémie atteindra les parties cervicales, dorsales ou lombaires de la moelle : tantôt, en effet, les vertiges, migraines, névralgies de la face prédomineront, tantôt ce seront des suffocations, des vomissements ou des névralgies sciatiques, intestinales, de l'utérus, de l'ovaire, de la vessie. Mais le symptôme caractéristique de l'irritation spinale, c'est la douleur, à la pression, sur les apophyses épineuses de certaines vertèbres. Où est la douleur, là est l'anémie.

Dans certains cas, les malades n'accusent aucune douleur dans le dos, mais se plaignent dans une autre partie du corps. Ainsi une personne, qui se croyait atteinte d'une affection du foie, parce qu'elle éprouvait de la douleur à l'endroit de cet organe, avait une irritation spinale. Une autre fois, c'est une dame qui se plaint d'une névralgie intercostale, accompagnée de nausées et de dyspepsie, et qui était atteinte d'une irritation spinale. Ces symptômes, rebelles aux eaux alcalines, disparurent avec l'eau de la *Dominique*, l'hydrothérapie, les douches froides et un régime fortifiant.

Chez certains malades anémiques, affaiblis par des troubles dyspepsiques prolongés, se montrent quelquefois des phénomènes nerveux divers, entre autres une sensation très douloureuse dans le rectum, après chaque défécation et persistant quelquefois une heure et même plus. D'autres fois, ce sera une névralgie utéro-vésicale de même nature, survenant après la miction. Ces phénomènes se remarquent surtout chez les femmes dysménorrhéiques, et sont le résultat d'une excitabilité particulière de la moelle lombaire. Dans ces cas, les bains *Saint-Louis*, la *Dominique*, les lavements froids, les douches froides, réussissent parfaitement.

Dans certaines migraines, j'ai pu quelquefois arrêter les accès en quelques minutes, par un jet d'acide carbonique sur la muqueuse nasale.

Les affections nerveuses désignées sous le nom d'hystérie ou d'hystéricisme, sont de leur nature essentiellement protéiformes. La variété et la mobilité ne sont pas les moins importants de leurs caractères différentiels. Les unes ont des syncopes, les autres ont même des accidents cataleptiques. Ces accidents surviennent quelquefois après les symptômes d'une chorée. Les malades éprouvent des suffocations; elles ont la sensation d'une boule qui remonte de l'épigastre et même des ovaires, jusqu'à la gorge. D'autres fois, c'est une céphalalgie avec point hystérique permanent à la région bipariétale; c'est le clou qui occupe ordinairement le côté gauche. Il s'accompagne généralement d'anesthésie, également du côté gauche.

Dans toute affection nerveuse, il faut s'informer des commémoratifs, connaître les antécédents de famille, voir si la mère est ou était nerveuse, impressionnable, etc.

A côté de l'hystérie se place cet état morbide, indéterminé, désigné sous le nom de nervosisme ; c'est un état nerveux général, amenant les troubles fonctionnels les plus variés, et se compliquant presque toujours d'anémie, de chlorose, et même d'hypocondrie.

Les affections nerveusses trouvent presque toujours à Vals une guérison certaine ; mais il faut avant tout connaître les causes qui les ont engendrées. La seconde indication est de soutenir les forces affaiblies, de guérir les accidents locaux et les complications.

Les eaux ferro-arsénicales (*Dominique, Saint-Louis*), l'hydrothérapie, les douches froides générales et locales, produisent toujours d'excellents résultats.

I. — Anémie. — Chlorose.

Ces deux affections sont loin d'être identiques, puisque l'une est une maladie du sang, tandis que je considère l'autre, la chlorose, comme une maladie nerveuse ; mais je les confonds dans un même chapitre, parce que, à Vals, le traitement est à peu de chose près le même.

Dans ces affections, le sang est appauvri de son plasma et de ses globules rouges ; une grande partie des éléments salés du sérum disparaît et est remplacée par de l'eau ; l'albumine, la globuline, diminuent dans des proportions considérables ; la matière colorante se détruit rapidement, et les globules rouges sont de moins en moins nombreux ; par contre, le chiffre des globules blancs augmente. Les conséquences de ces altérations sont la langueur de la nutrition, la perte croissante des forces, l'amaigrissement, la pâleur des téguments, des battements de cœur sourds et obscurs avec bruit de souffle carotidien, etc. ; en un mot, tous les processus morbides propres à la dépression des forces vitales.

Le cœur devient quelquefois le siège de palpitations, les capillaires semblent vides de sang ; les muqueuses sont pâles, les lèvres, les gencives sont décolorées : la consistance des parties a considérablement diminué, les chairs présentent une flaccidité considérable.

Parfois, lorsque vous voyez la malade le matin dans son lit, vous remarquez que la joue sur laquelle elle a dormi toute la nuit a pris une teinte très rouge ; il ne faut pas perdre de vue ce point important : il explique d'une manière satisfaisante les congestions sanguines qui s'effectuent dans certains viscères, profondément situés, et prouve que ces congestions tiennent plus à une altération du sang, à une débilité de l'individu, qu'à une augmentation des parties qui en deviennent le siège.

On observe aussi des alternatives de pâleur et d'injection sanguine du visage, sous l'influence de la plus légère émotion.

Chez les sujets malades depuis longtemps, on observe souvent l'infiltration du tissu cellulaire sous-cutané au niveau des malléoles. (Bouillaud.)

L'anémie affecte quelquefois des formes bizarres, surtout chez les femmes hystériques ; elle se complique aussi d'accidents pleurodyniques, surtout s'il existe des troubles gastriques. C'est ainsi que j'ai soigné à Vals et guéri en trente jours une dame à la figure pâle, aux tissus décolorés, avec faiblesse générale, qui avait des douleurs continues dans le côté gauche de la poitrine. Il n'est pas rare de rencontrer à Vals la chlorose arthritique, signalée par le Dr Fabre ; ces chlorotiqnes ne sont que des arthritiques dégénérées. On sait que l'arthritis est une affection nerveuse; or, le système nerveux tient sous sa dépendance non seulement les fonctions de la vie végétative; il trouble l'échange entre le sang et les tissus ; dans la chlorose, il trouble la formation du sang.

Contre la chlorose arthritiqne, la première indication est l'exercice physique, qui appelle sur les actes physiologiques de la vie végétative l'activité du système nerveux.

Le changement d'air donne aussi des succès rapides. Mais ce qui réussit le mieux, après les eaux prises à l'intérieur, ce sont l'hydrothérapie et les douches qui exigent de l'exercice et fouettent le système nerveux.

L'anémie et la chlorose donnent naissance au nervosisme, à cet état nerveux général caractérisé par une variété infinie de phénomènes névropathiques. L'intelligence, la sensibilité, la motilité des muscles de la vie animale et de la vie organique sont modifiées; presque toujours aussi il y a perversion de l'entendement. Les malades deviennent irascibles, bizarres; chez elles, la peau est insensible en certains endroits, comme dans d'autres la sensibilité y est exaltée. Presque toujours enfin, on rencontre des douleurs névralgiques à la face, à l'occiput, sur les côtes, etc.

La chlorose est donc loin d'être une affection bénigne; elle laisse souvent une impression presque indélébile, et qui se remarque presque toute la vie.

La station de Vals convient admirablement pour traiter la chlorose et l'anémie : outre sa position exceptionnelle, sa chaleur, son air pur, nous avons les eaux alcalines faibles et les eaux ferro-arsénicales. Or, tout le monde sait que les eaux ferrugineuses, contenant quelques centigrammes de sels ferrugineux par litre, guérissent plus vite les chlorotiques que les préparations ferrugineuses données à la dose de quelques grammes.

Si le fer est associé à l'arsenic, comme dans la Dominique, la Saint-Louis, les effets seront bien plus marqués, puisque les arsénicaux ont pour propriété de réveiller l'appétit, de modifier la constitution et de donner de la vigueur et de l'activité aux organes.

L'arsenic est un médicament congestif; il pousse à la peau, il la congestionne, et par conséquent convient très bien dans l'anémie et la chlorose.

Le régime est un utile adjuvant; mais ici surgit une difficulté : les chlorotiques ont des appétits fantasques, recherchant surtout les aliments regardés comme mauvais. Dans cette affection, il faut faire des capitulations thérapeutiques; peu importe, en général, la nature de l'aliment, pourvu. qu'il soit digéré. Si faire se peut, on engagera les malades à faire usage d'un régime essentiellement réparateur.

L'hydrothérapie réussit très bien dans l'anémie et la chlorose; par elle, les capillaires se contractent; le sang afflue à la périphérie; les fonctions externes et internes reprennent de l'activité; la chaleur revient à la peau; les sécrétions se font mieux.

Si vous y ajoutez l'exercice, les frictions et le massage, vous activez encore singulièrement l'action du système de la peau, des tissus sous-jacents et des muscles, et, partant, les phénomènes intimes de la nutrition.

II. — Fièvres intermittentes.

Dans certaines contrées des environs de Vals, l'Auvergne, le Languedoc, etc., les fièvres intermittentes sont endémiques; aussi voyons-nous beaucoup de malades venir demander à notre station la guérison de leurs accidents miasmatiques.

Les fièvres intermittentes sont caractérisées par la fièvre ou un phénomène morbide quelconque, qui survient régulièrement à la même heure, à un ou deux jours d'intervalle.

On contracte généralement ces fièvres le matin, avant le lever du soleil, et le soir après le coucher de cet astre. Ce sont des miasmes végétaux ou telluriqnes qui les produisent.

Lorsque les malades sont atteints de fièvres intermittentes rebelles et de longue date, dont les accès reviennent de temps à autre par séries, ils ont le teint jaunâtre, anémique ; la peau a l'aspect terreux, la face un peu bouffie. Ces symptômes font bien vite reconnaître la cachexie paludéenne dont nous devons rapprocher la *cachexie des pays chauds* et la *leucocythémie splénique.*

Ces affections sont caractérisées par une altération profonde de la santé, la pâleur, la maigreur, la perte des forces et de l'appétit, la diarrhée, les palpitations, l'oppression, l'œdème, etc. Les fonctions des voies digestives sont troublées ; le ventre est souple, mais il y a une dysentérie ou une diarrhée persistante. Le foie est beaucoup augmenté de volume ; la rate est tuméfiée considérablement ; à la percussion, on lui trouve quelquefois plus de dix centimètres et elle est descendue dans l'hypocondre gauche. La poitrine ne présente ordinairement rien d'anormal ; il en est de même du cœur, sinon un bruit de souffle caractéristique de l'anémie.

En résumé, tuméfaction du foie et de la rate, pâleur excessive, affaissement des tissus, anémie : tels sont les principaux symptômes de ces états pathologiques particuliers, désignés si justement par les noms de cachexie des pays chauds et de leucocythémie splénique.

Les eaux ferro-arsénicales de Vals, et la Dominique en particulier, sont toujours employées avec un succès complet, contre ces divers états pathololologiques.

« J'ai applaudi de grand cœur, dit Bouchardat, à la réhabilitation de l'arsenic pour combattre les fièvres intermittentes ; c'est un remède héroïque qui peut rendre de grands services. J'aime les doses infiniment petites que M. le Dr Boudin préconise, etc. » Ces appréciations rendent parfaitement compte des effets de la Dominique et des eaux ferro-arsénicales. En même temps que l'emploi de ces eaux à l'intérieur, on prescrit une bonne alimentation et des douches froides sur chacun des hypocondres. Il est rare que ce traitement, continué avec persévérance pendant un certain temps, ne parvienne pas à faire disparaître toute trace d'impaludisme et de cachexie. Chaque année permet de constater la puissante influence de cette médication.

III. — MALADIES DE LA PEAU.

Chez les malades qui portent une maladie de peau depuis longtemps, le médecin constate toujours deux choses : 1° la lésion ; 2° la cause de cette lésion, la diathèse. C'est assez dire qu'on doit instituer un double traitement, un traitement local et un traitement général, qui doivent marcher de pair.

On désigne sous le nom de diathèse un état général morbide qui affecte tout l'organisme, présente des manifestations diverses de forme et de
siège, mais toutes de même nature, et dont les
accidents, héréditaires le plus souvent, ont une
longue durée (Guibout).

La diathèse est une sorte de tempérament pathologique, une faiblesse native de l'organisme,
d'où résulte une moindre résistance de la vie, dans
les tissus les moins organisés, qui mettent un long
temps à s'altérer chez les bien portants, un temps
plus court chez les diathésiques.

Dans la diathèse herpétique, le mal débute sour-
dement, sans éclat, par une petite lésion sans importance ; mais bientôt, à mesure que la diathèse
vieillit, l'herpétis prend du terrain et s'en rend tout
à fait maître. C'est alors que cette continuité, cette
généralité des lésions, n'est pas sans user les malades, sans épuiser les forces. Bientôt on voit la
nutrition devenir imparfaite, et les fonctions importantes languir ; les malades maigrissent et deviennent de jour en jour plus faibles.

Les diathèses dartreuse, scrofuleuse, syphilitique, ont pour terrain commun la peau, et toutes
trois se font remarquer par les mêmes productions
morbides.

Ces productions ont cependant des traits distinctifs, suivant le siège, la couleur et la forme de
leurs manifestations, leur mode de développement
et la manière différente dont elles retentissent sur
l'organisme.

La syphilis aime le front, de là le nom pittoresque de *corona veneris* donné à cette série de papules qui se manifestent à cet endroit; puis viennent la paume des mains et la plante des pieds; c'est encore à la syphilis que vous devez rapporter le pemphigus de la paume des mains et de la plante des pieds chez le nouveau-né.

La dartre prend place sur toutes les parties du corps; forme sèche où la peau est dure; forme humide où la peau est fine. Et puis ce caractère important, la *symétrie* ne permet pas de méconnaitre la diathèse dartreuse; c'est une configuration et une disposition identiques des mêmes lésions sur les parties correspondantes du corps. La scrofule, au contraire, a pour département la face, le nez et les pommettes.

Le siège est toujours le même pour les diathèses scrofuleuse et syphilitique; il est variable pour la dartre qui se promène partout.

La couleur est un autre moyen de diagnostic; dans la scrofule, la teinte est rouge, vineuse ou framboisée; dans la syphilis, la teinte est cuivrée ou rouge brun, couleur chair de jambon cru, suivant l'expression de M. Hardy. La dartre a toutes les colorations.

Si l'on arrive aux formes, on trouve dans la syphilis un protée qui se modifie d'un mois à l'autre. Voici un malade qui a un chancre, accident primitif; laissons-le devenir la proie de cette horrible affection, nous verrons après quelques semaines la roséole, puis après un mois, des papules, puis plus

tard des tubercules, et enfin des croûtes et de profondes ulcérations.

Même variété de forme pour la scrofule ; au début,
couleur d'un rouge vineux, puis plus tard, sur ce
fond vineux, des tubercules qui s'ulcèrent à un
moment donné.

La dartre, au contraire, revêt toujours la même
forme pendant toute sa durée.

Si nous étudions, dans ces trois diathèses, la
douleur, nous la trouvons nulle dans la syphilis
et la scrofule, tandis que dans la dartre, elle existe
toujours, et souvent d'une intensité excessive.

Dans ces trois diathèses, la santé subit :

Dans la syphilis, une altération générale, douleurs
musculaires, névralgies, arthralgies, inappétence.

Dans l'herpétis, la douleur est une condition de
santé ; c'est ainsi que certaines bronchites, certaines dyspepsies se trouvent améliorées et même
guéries quand une éruption herpétique ancienne,
qui avait disparu, est de nouveau sortie.

Dans la scrofule, la santé générale, malgré les
destructions organiques les plus étendues, n'est
aucunement troublée (Guibout).

Contre la diathèse herpétique nous avons un
médicament d'une grande puissance, un spécifique,
pour ainsi dire, c'est l'arsenic ; son action peut être
comparée à celle de l'iode dans la scrofule ; elle se
fait sentir lentement, mais elle est réelle, incontestable ; seulement, l'arsenic ne doit être employé
qu'avec la forme chronique ; il doit être employé
d'une façon soutenue, méthodique, longtemps con-

tinuée, et on sera émerveillé des bons résultats obtenus.

Les eaux ferro-arsénicales, la Dominique surtout par l'arsenic qu'elle contient, congestionne la peau, et amène d'heureuses modifications dans l'ensemble de la constitution. Cette congestion de la peau produit une vitalité en vertu de laquelle il se fait dans les *plaques* ou *lésions* cutanées, un travail de régression, d'intussusception, qui ramène le derme à son état normal.

Si le malade est malingre et chétif, le fer, uni à l'arsenic de la Dominique, aide puissamment à réagir contre l'influence délétère de l'affection. Donc, traitement de l'herpétisme et traitement de la constitution par les eaux ferro-arsénicales (la Dominique, Saint-Louis, etc.) voilà en quoi peut se résumer le traitement général des maladies de peau invétérées.

Si vous y joignez les lotions alcalines, les bains alcalins, l'alcalinité agit à son tour ; l'acidité des sécrétions disparaît. Ces bains sont de puissants adjuvants ; ces lotions nettoient la peau et la modifient avantageusement.

Si la maladie est ancienne, si les plaques cutanées sont atoniques, j'emploie les lotions avec l'eau de la Dominique.

Ces lotions sont très efficaces ; elles favorisent la cicatrisation des lésions cutanées. Mais il ne faut pas perdre de vue, dans les maladies anciennes de la peau, que s'il existe des antécédents fâcheux du côté de la poitrine ; si des parents du malade ont

14.

succombé à la phtisie ; si lui-même est d'une constitution scrofuleuse, la maladie de peau (eczéma, etc.) est une garantie, un paratonnerre, préservant l'économie de certaines affections plus profondes. Le médecin doit alors se souvenir et craindre les répercussions. Il faut donc, dans certains cas, heureusement limités, entretenir la maladie de peau comme une garantie de santé ; il faut l'entretenir, la conserver, et ne pas la guérir, car la guérison pourrait être la mort du malade.

Sous-produits de Vals.

En quittant Vals, les malades ne se contentent pas d'emporter de l'eau : quelques-uns, soit caprice, soit ordonnance du médecin, font encore usage des *dérivés* des eaux minérales de Vals. On appelle ainsi des *sous-produits* que l'on extrait des eaux minérales, dans un but médical.

Ce sont des sels naturels, renfermant tous les principes actifs et solubles des eaux. Ces sels servent à préparer l'eau de Vals artificielle, à confectionner des bains et à faire des pastilles et des bonbons.

M. le pharmacien Champetier a surtout la spécialité des sels pour bains. Il fabrique également des pastilles excellentes, et partage ce monopole avec Casimir Crosse.

L'eau de Vals artificielle n'est guère employée.

M. Champetier a eu la bonne idée de confectionner pour bains des rouleaux; chaque rouleau contient le sel nécessaire pour un bain minéral.

Les pastilles et les bonbons employés pour faciliter les digestions, sont parfumés avec la menthe, le citron, la vanille, la fleur d'oranger, etc., suivant les goûts des malades. (1).

Avec les sels de la Dominique on constitue des dragées dont l'emploi, comme nous l'avons déjà dit, est très efficace dans les fièvres intermittentes, les maladies de la peau, la chlorose, l'anémie, la phtisie, et en général toutes les maladies consomptives.

(1) Sous le nom de Nougatin, on vient aussi de confectionner, avec les sels naturels de Vals, un dessert agréable et digestif.

EXCURSIONS

Il me reste à donner aux buveurs quelques indications sur les principales excursions qu'ils pourraient entreprendre.

S'ils n'ont que quelques heures à dépenser, telles excursions seront à faire ; telles autres plus longues, s'ils peuvent disposer de plus de temps.

J'ai déjà énuméré, en glissant légèrement sur ce point, les endroits que les étrangers peuvent visiter sans sortir du bassin des eaux, et en poursuivant leur traitement. Mais, s'ils veulent étendre le champ de leurs promenades, ils n'ont que l'embarras du choix dans le périmètre de Vals. A chaque pas, à chaque détour de colline, à chaque accident de terrain, la nature leur tient en réserve des panoramas toujours nouveaux.

Or, les distractions de Vals n'étant pas nombreuses (1), les journées ne peuvent être mieux employées qu'aux belles promenades dans les environs, et à l'admiration des beautés naturelles dont peu de pays peuvent offrir un groupe aussi varié.

Tout près de Vals est la *Maison blanche*, située au sommet d'une petite montagne verte, appelée l'*Ozière*. De ce tertre élevé, on jouit d'un coup

(1) En ce moment, Vals se transforme complètement; celui qui a créé la station achève l'œuvre qu'il a si bien commencée, et l'an prochain, espérons-le, Vals pourra être appelé à juste titre le **Vichy** du **Midi**.

d'œil magnifique : presque à vos pieds, l'Ardèche et la Volane marient leurs eaux limpides ; une presqu'île, tout industrielle, formée par de belles usines, s'étend entre les deux rivières, et enfin dans le lointain se déroule la ville d'Aubenas. De la *Maison blanche*, le regard embrasse également le château de Vals ; cet élégant édifice moderne couronne avec grâce une verdoyante colline qui domine le bourg de Vals.

Le *Calvaire*, l'un des plus beaux sites qui embellissent les bords de la Volane, est remarquable par ses rochers abruptes et son sol dépourvu de toute végétation.

A une demi-heure de la ville, on peut visiter le *col de Vals*, que l'on atteint après avoir gravi un petit chemin au bout duquel il se trouve. De cet endroit élevé, la vue embrasse les plus belles perspectives, offrant non cette grâce riante, apanage de certains points privilégiés de la Suisse ou des Pyrénées, mais un amoncellement grandiose de montagnes, brisées en tous sens par de profondes vallées, et dont la majesté vous reporte aux premiers siècles du monde. C'est de là que vous pourrez juger de l'expression pittoresque de *France bossue*, donnée à l'Ardèche par les Lyonnais et les méridionaux.

La montagne *Sainte-Marguerite*, dont on n'atteint le sommet qu'en gravissant des sentiers d'un accès difficile, a près de mille mètres d'altitude : c'est un des plus hauts pics des environs de Vals. De là, on découvre les vallées de Montpezat, de

Prade et de Burzet, les crêtes sévères et nues du vieux Tarnagne, les volcans de la Gravenne, d'Aizac et de Saint-Lager, et dans le lointain le mont Ventoux aux neiges éternelles, et le Gerbier-de-Jonc, où la Loire prend sa source. Les villes d'Aubenas, d'Antraigues et de Villeneuve émaillent aussi la perspective. La première à visiter est certainement Aubenas, située à 4 kilomètres de Vals.

Aubenas n'a de remarquable que sa situation au sommet d'une riante colline, au pied de laquelle coule l'Ardèche. On pourra visiter dans cette ville le château, à la masse imposante ; la chapelle du collège, dont la gracieuse coupole et les sculptures sur bois méritent d'être admirées.

L'église d'Aubenas, dont le clocher se signale par sa lourde masse, renferme le tombeau mutilé que Marie de Montlaur y fit élever pour son époux et pour elle.

Si l'on ajoute à cela la vaste esplanade de l'*Airette* et le magnifique horizon qui s'y déroule aux regards, on aura vu tout ce qu'Aubenas a d'intéressant.

Antraigues est ralliée à Vals par une route très pittoresque de sept kilomètres de longueur ; il faut à peine une heure en voiture pour la parcourir ; mais l'étroite vallée que forme la Volane, de Vals à Antraigues, étant une des plus curieuses de l'Ardèche, mieux vaut la parcourir à pied, afin d'en mieux observer les beautés variées. C'est que, en effet, il est difficile de voir une nature plus tourmentée et un sol plus déchiré que celui de la vallée d'Antraigues. A travers des monceaux de basaltes et de scories, de granits et de porphyre, la Volane s'est tracé un passage difficile ; les obstacles naturels qu'elle rencontre, les blocs amoncelés, que des secousses volcaniques ont précipités dans la rivière et qu'elle franchit en bouillonnant, donnent à son cours l'impétuosité d'un torrent.

Le village d'Antraigues, bâti comme un nid d'aigle au sommet d'un rocher, n'a de remarquable que la grande tour carrée de son donjon, qui sert maintenant de clocher. Cette tour a seule pu être sauvée de la destruction complète du château, et l'on y jouit d'un superbe panorama, au milieu duquel se détache la masse rougeâtre du volcan d'Aizac. Il faut près d'une heure pour monter d'Antraigues au cratère d'Aizac, le plus curieux et le plus remarquable du Vivarais ; mais le point de vue qu'on y découvre a bientôt compensé les fatigues de l'ascension.

Le retour à Vals peut s'effectuer par la charmante vallée de la Bezorgne, non moins pittoresque que celle de la Volane.

Si l'on franchit le pont suspendu de la Bégude, on pourra, comme but de promenade, visiter aussi la belle papeterie Verny, qui occupe un large emplacement sur les bords de l'Ardèche. Un peu plus loin, on arrive dans la plaine de la Levade, avec sa riante verdure et les capricieuses collines qui l'encadrent.

Dans tout le parcours d'Antraigues au pont de la Bégude, le botaniste et le géologue peuvent recueillir de riches moissons, car une faune rare et variée, des basaltes semblables à des tuyaux d'orgue et des monceaux de scories se rencontrent à chaque pas.

Une heure de voiture sépare Vals du *Pont-de-Labeaume*, point de réunion de trois vallées, et près duquel on voit les ruines du château de Ventadour et la Chaussée-des-Géants.

Si le buveur peut disposer d'une demi-journée, une voiture le conduira à Thueyts, après avoir visité les lieux indiqués ci-dessus ; outre les beautés de la route à parcourir, le voyageur devra se faire conduire à la *Gueule d'Enfer*; l'impression qu'il ressentira en pénétrant dans cette profonde anfractuosité, sera certainement une impression de terreur. C'est sur le volcan de la Gravenne qu'est appuyé Thueyts ; on en aperçoit au nord le pic élevé et rougeâtre. L'*Échelle du roi* est également une des beautés naturelles qu'offre le bourg de Thueyts.

A douze kilomètres de Vals, se trouve une petite station thermale appelée Neyrac ; c'est un beau site offrant comme curiosité le *Trou de la Poule*, imitation de la grotte du Chien à Naples.

Une demi-journée suffit pour faire l'excursion de Montpezat ; c'est là qu'on voit les ruines du château de Chastelas et du château de Pourcheyrolles. Le touriste et le géologue ne doivent pas quitter Montpezat sans aller visiter le volcan de la Vestide, dans lequel une rivière prend sa source. En suivant la route de Montpezat on peut voir Burzet, remarquable par la situation pittoresque de montagnes granitiques, les ruines de son château et son église gothique.

De Burzet à la cascade du Ray-Pic, il y a deux heures de marche, mais le spectacle imposant d'une rivière tombant de plus de 100 pieds dans un gouffre sans fond, a vite fait oublier les fatigues de la route.

Les ruines du château de Boulogne méritent aussi d'être vues ; on peut s'y rendre à pied par le col de Vals ou en voiture par la route de Privas.

A 23 kilomètres de Vals est située Largentière; la route qui y conduit traverse Aubenas et s'engage, ensuite, dans une plaine couverte de vignes, d'oliviers et de mûriers. Largentière est composée pour ainsi dire de deux villes : l'ancienne, avec ses petites rues étroites et malsaines ; la nouvelle, avec ses belles constructions, sa promenade, son champ de Mars, et surtout son église, son palais de justice derrière lequel s'élève, sur un plateau, le pittoresque village de Chassiers.

Les excursions dans les environs de Vals sont si variées, qu'il n'existe entre elles aucun point de ressemblance, et que, sous quelque aspect qu'on les considère, le touriste y trouvera toujours, avec des sites nouveaux, des sujets d'étude différents. Il aurait donc tort de négliger d'aller à Vallon.

Ce chef-lieu d'un canton florissant et riche mérite certainement d'être le but d'une excursion spéciale; ou y est toujours conduit par le désir d'admirer la plaine de Vallon, vue des collines voisines. C'est de là qu'on aperçoit dans un lointain brumeux le rocher de Sampzon, qui se dresse à l'ouest; en face, le château de Salavas; à gauche les gorges profondes dans lesquelles s'engouffre l'Ardèche.

Les grottes de Vallon sont situées à 2 ou 3 kilomètres du bourg; il faut se munir de torches et de flambeaux pour visiter ces immenses souterrains creusés naturellement dans les flancs de la montagne; aussi la lumière, se jouant sur les mille facettes des cristaux dont la voûte est tapissée, produit un spectable féérique.

Non loin de Vallon existe également une des plus curieuses merveilles du monde, je veux dire le Pont d'Arc.

On peut s'y rendre à pied, mais il est préférable d'y arriver par eau dans une petite barque que loue le pontonnier de Salavas. Cette immense voûte rocheuse a 70 mètres d'élévation au-dessus des eaux. On est saisi d'admiration en face du tableau que présente ce pont gigantesque, œuvre de l'action lente et puissante du temps et de la nature.

Je terminerai ces pages consacrées aux excursions, en y rattachant les courses dans la montagne.

Ce qu'on nomme à Vals la Montagne est un immense plateau élevé et froid; qui comprend une partie des départements de l'Ardèche et de la Haute-Loire. Les habitants de ce pays vivent au milieu de la France comme dans une région éloignée et perdue, privée de toute civilisation moderne. Le langage, les usages, les vêtements, les habitations, tout diffère du reste de l'Europe.

On peut arriver à la Montagne par quatre points différents : Mayres, Montpezat, Burzet et Mézilhac.

La voie par Mézillhac est la plus facile. On s'y rend en voiture, en passant par Antraigues et la Violle, remarquable par sa route abrupte et sauvage.

Mézillac est distant de 22 kilomètres de Vals ; de là on peut gagner Lachamp-Raphaël où il est nécessaire de prendre un guide et des chevaux si l'on veut se rendre au Gerbier-de-Jonc (1). L'accès de cette montagne est difficile ; il n'est même possible que d'un côté ; les flancs sont arides et rocheux. Une heure et demie suffit pour faire l'ascension du pic depuis la source de la Loire jusqu'au sommet, et de ce point culminant, élevé de 1554 mètres au-dessus du niveau de la mer, on jouit du plus splendide panorama, borné à l'horizon par toute la chaîne des Alpes, depuis le mont Ventoux jusqu'au Mont-Blanc.

La descente du Gerbier est difficile, et souvent même dangereuse, à cause des pierres roulantes qui se dérobent sous les pas.

Le joli vallon de Sainte-Eulalie, sillonné par la Loire, mérite aussi d'être vu ; de là, on va à la Chartreuse de Bonnefoy en une heure et demie. Ces ruines sont presque au pied du Mezenc dont la cime se dresse à 1760 mètres d'altitude ; c'est le plus haut volcan éteint du Vivarais. Il ne faut pas plus d'une heure pour en effectuer l'ascension et l'on peut ainsi jouir du plus magnifique horizon ; les Alpes

(1) Nous apprenons qu'une route forestière conduit maintenant jusqu'au pied du mont Gerbier-de-Jonc.

de la Savoie et du Dauphiné, le Mont-Blanc, les plaines de la Bresse, les montagnes de l'Auvergne et du Cantal, les campagnes de Provence, et les flots bleus de la Méditerranée, voilà le tableau qui, du sommet du Mézenc, s'offre aux regards ravis.

On met environ deux heures à pied pour descendre du Mézenc au Béage ; tout près de là est le lac d'Issarlès qui a près de 5,000 mètres de tour et n'est alimenté par aucun cours d'eau ; sa profondeur est inconnue. Ce beau lac est le cratère d'un ancien volcan.

Du lac d'Issarlès à Mazan, il faut trois heures de marche. On y voit les ruines d'une ancienne abbaye détruite par les Routiers anglais. L'église de l'abbaye subsiste encore debout, au milieu d'un amoncellement de débris, de ruines, des culptures mutilées, d'ogives brisées et de tombeaux en pierre ; chaque jour une main ignorante détruit un de ces précieux vertiges.

Non loin de là, on admire la belle forêt de Mazan dont les arbres séculaires, les grands sapins, les hêtres touffus procurent aux promeneurs un délicieux ombrage.

Pour effectuer le retour à Vals, on passe par Montpezat dont nous avons déjà parlé.

Telle est, en abrégé, la nomenclature des principales excursions que fournit aux étrangers venus à Vals, le beau et pittoresque pays de l'Ardèche.

TABLE DES MATIÈRES

15.

Eaux ferro-arsénicales

Composition des eaux ferro-arsénicales

Bains et douches

TROISIÈME PARTIE

Thérapeutique

EXCURSIONS

PUBLICATIONS

de la Librairie Adrien DELAHAYE et Émile LECROSNIER, éditeurs

Guide aux villes d'eaux, bains de mer et stations hivernales, par des médecins et des écrivains spéciaux 1 vol. in-18, publié par le Dr MACÉ. 1881. Cartonné. . . . . 10 fr.

Manuel médical des eaux minérales, par LE BRET, président de la Société d hydrologie médicale de Paris, etc. 1 vol. in-12, 1874. Broché, 5 fr. 50. — Cartonné. . . . . 6 fr.

Traité de pathologie interne, par S. JACCOUD, professeur à la Faculté de médecine de Paris, médecin de l'hôpital Lariboisière, 6e édition revue et augmentée. 2 vol. in 8 avec 37 pl. en chromolithographie. 1879. . . . . 32 fr.
Cartonné. 34 fr. 50.

Curabilité et traitement de la phthisie pulmonaire, leçons faites à la faculté de médecine, par S. JACCOUD. 1 vol. in-8. 1881. 10 fr. Cartonné. . . . . 11 fr.

Traité clinique et pratique de la phthisie pulmonaire et des maladies tuberculeuses des divers organes, par H. LEBERT, ancien professeur de clinique médicale à Zurich et à Breslau, etc 1 vol. in-8. 1879. . . . . 10 fr.

Leçons cliniques sur les formes et le traitement de la phthisie pulmonaire, par le Dr FERRAND, médecin de l'hôpital Laennec, etc. in-8. 1880. . . . . 6 fr.

Études cliniques sur l'hystéro-épilepsie ou grande hystérie, par le Dr Paul BICKER, ancien interne lauréat des hôpitaux de Paris, etc. Précédé d'une lettre-préface de M. le professeur J.-M. Charcot. 1 vol. in-8 avec 105 figures intercalées dans le texte, et 9 gravures à l'eau-forte. 1881. . . . . . 19 fr.
Cartonné. 20 fr.

Des dyspepsies gastro-intestinales, Clinique physiologique, par G. SÉE, professeur à la Faculté de médecine de Paris, etc. 1 fort vol. in-8. 1881. . . . . 10 fr.
Cartonné. 11 fr.

Traité de thérapeutique appliquée, basé sur les indications, suivi d'un précis de thérapeutique et de posologie infantiles, et des notions de pharmacologie usuelle sur les médicaments signalées dans le cours de l'ouvrage, par J. B. FONSSAGRIVES, professeur de thérapeutique et de matière médicale à la Faculté de médecine de Montpellier, etc. 2 vol. in-8. . . 24 fr.
Cartonné. 26 fr.

Formulaire thérapeutique à l'usage des praticiens, contenant les notions et les formules relatives à l'emploi des médicaments, de l'électricité des eaux minérales, de l'hydrothérapie, des climats et du régime, par J. B. FONSSAGRIVES, professeur à la Faculté de médecine de Montpellier, *etc.*, 1 vol. avec figures intercalées dans le texte. 1882. 4 fr. ; cartonné. 4 fr. 50

PARIS. — IMP. V. GOUPY ET JOURDAN, RUE DE RENNES 71.